TECHNIQUE

DES PRINCIPAUX MOYENS

DE

DIAGNOSTIC ET DE TRAITEMENT

DES MALADIES

DES OREILLES ET DES FOSSES NASALES

PAR

Le Professeur Simon DUPLAY

PARIS

ASSELIN ET HOUZEAU

LIBRAIRES DE LA FACULTÉ DE MÉDECINE

Place de l'École-de-Médecine

1889

TECHNIQUE
DES PRINCIPAUX MOYENS
DE
DIAGNOSTIC ET DE TRAITEMENT
DES MALADIES
DES OREILLES ET DES FOSSES NASALES

3917-89. — Corbeil. Imprimerie Crété.

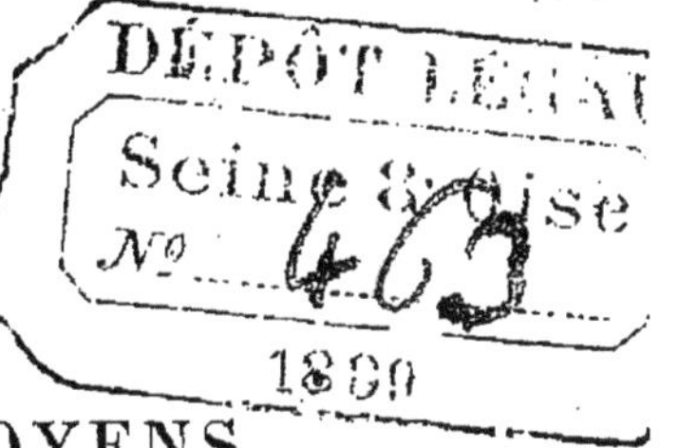

TECHNIQUE

DES PRINCIPAUX MOYENS

DE

DIAGNOSTIC ET DE TRAITEMENT

DES MALADIES

DES OREILLES ET DES FOSSES NASALES

PAR

Le Professeur Simon DUPLAY

PARIS
ASSELIN ET HOUZEAU
LIBRAIRES DE LA FACULTÉ DE MÉDECINE
Place de l'École-de-Médecine

1889

INTRODUCTION

Je me suis décidé à écrire ce petit livre, bien qu'il soit dénué de tout intérêt scientifique, parce qu'il me paraît appelé à rendre un réel service aux médecins et aux malades. J'ai pu, en effet, à mesure que j'avance dans la carrière, constater chaque jour davantage l'inexpérience, pour ne pas dire plus, d'un très grand nombre de praticiens, en ce qui touche à l'emploi des divers procédés de diagnostic des maladies des oreilles et à l'application des principaux moyens de traitement de ces maladies.

Combien de fois, par exemple, ai-je vu des malades atteints de surdité qui, même après avoir été examinés par leur médecin ordinaire, à l'aide du spéculum, ont été traités par des sangsues, des vésicatoires, des purgatifs, etc., et dont la surdité reconnaissait pour unique cause un bouchon cérumineux méconnu par le médecin, faute de savoir se servir des instruments d'exploration !

Combien de fois ai-je vu des malades affectés d'otorrhée chronique et traités sans succès depuis des mois ou des années, à l'aide d'injections et d'instillations médicamenteuses pratiquées n'importe comment, et qui ont été guéris en quelques semaines par les mêmes moyens convenablement administrés !

Je pourrais multiplier les exemples à l'infini, sans parler de véritables accidents plus ou moins graves, causés par l'emploi défectueux des moyens de diagnostic ou de traitement des maladies des oreilles.

Mon but, en publiant cet opuscule, est donc d'enseigner aux élèves et aux praticiens la manière de se servir des divers instruments d'exploration qui permettent d'établir le diagnostic des maladies des oreilles, ainsi que le mode d'application des principaux moyens de thérapeutique, que l'on met en usage dans le traitement de ces maladies. Je n'ai pas craint, dans cet exposé purement technique, d'entrer fréquemment dans des détails très minutieux et qui pourraient tout d'abord sembler presque futiles ; mais j'ai la certitude qu'on en appréciera l'utilité réelle dans la pratique.

Les relations qui existent entre les maladies des oreilles et celles des fosses nasales sont tellement intimes que, dans un très grand nombre de cas, il serait impossible de faire le diagnostic complet d'une affection auriculaire, sans avoir procédé à l'examen des fosses nasales ; de même que, bien souvent, il est indispensable, pour traiter convenablement une maladie de l'oreille, d'agir en même temps sur la muqueuse naso-pharyngienne. Telle est la raison pour laquelle j'ai cru devoir réunir ici les moyens de diagnostic et de traitement des maladies des oreilles et des fosses nasales.

TECHNIQUE

DES PRINCIPAUX MOYENS

DE

DIAGNOSTIC ET DE TRAITEMENT

DES MALADIES

DES OREILLES ET DES FOSSES NASALES

PREMIÈRE PARTIE

Technique des principaux moyens de diagnostic et de traitement des maladies des oreilles.

CHAPITRE PREMIER

MOYENS DE DIAGNOSTIC DES MALADIES DES OREILLES. PROCÉDÉS D'EXPLORATION DES OREILLES.

L'exploration complète des oreilles, au point de vue du diagnostic de leurs maladies, comprend trois points :

1° L'examen de l'oreille externe ;

2° L'examen de l'oreille moyenne ;

3° L'examen de l'état de la fonction auditive.

I. — Examen de l'oreille externe.

L'examen de l'oreille externe doit porter sur le *pavillon*, le *conduit auditif externe* et la *membrane du tympan*.

1° L'*exploration du pavillon*, quoiqu'elle puisse fournir quelques données relatives au diagnostic, ne nous arrêtera pas ; elle n'exige, en effet, aucune manœuvre spéciale.

2° L'*exploration du conduit auditif externe et de la membrane du tympan* peut quelquefois être pratiquée sans le secours d'aucun instrument spécial. Chez les enfants, chez certains adultes ayant le conduit auditif très large et presque rectiligne, il suffit d'écarter le méat en repoussant le tragus en avant et en attirant légèrement le pavillon en haut et en arrière, en même temps qu'on éclaire vivement les parties, pour explorer très complètement toute l'étendue du conduit auditif et la plus grande partie ou même la totalité de la membrane du tympan.

Mais, dans la grande majorité des cas, il est nécessaire de recourir à l'emploi d'un instrument spécial et à un mode d'éclairage approprié pour examiner convenablement le conduit auditif et la membrane tympanique. Toutefois, il sera bon de commencer par l'exploration préliminaire qui vient d'être indiquée et qui renseigne de suite sur les dimensions et la direction du conduit, sur l'existence d'une affection de son revêtement cutané, sur l'état de sécheresse ou d'humidité, sur la présence d'un corps étranger, d'une tumeur, etc. Ces renseignements peuvent, en effet, guider dans le choix de l'instrument dont on va se servir, dans la manœuvre de son introduction, et éviter ainsi au chirurgien des tâtonnements plus ou moins pénibles pour le malade.

L'instrument nécessaire pour explorer le conduit auditif et la membrane du tympan est connu sous le nom de *speculum auris*. Il a pour but de dilater légèrement la partie externe du conduit (car on ne peut songer à dilater la portion osseuse), et surtout de redresser et de maintenir dans une situation rectiligne le conduit auditif, plus ou moins fortement incurvé, suivant les individus. On a fait subir un grand nombre de modifications au spéculum auris, depuis celui qu'avait imaginé Fabice de Hilden. Toutes les variétés de cet instrument peuvent être rapportées aux deux types suivants : le *spéculum univalve* ou *tubulaire* et le *spéculum bivalve*.

Le *spéculum bivalve*, plus ou moins analogue au spéculum vaginal, est de beaucoup inférieur pour l'examen aux différents spéculums tubulaires. Il peut rendre quelques services dans la pratique de certaines opérations et ne mérite d'être conservé que pour cet usage. Parmi les diverses formes qui ont été imaginées, celui que je conseille d'employer de préférence est le spéculum bivalve de

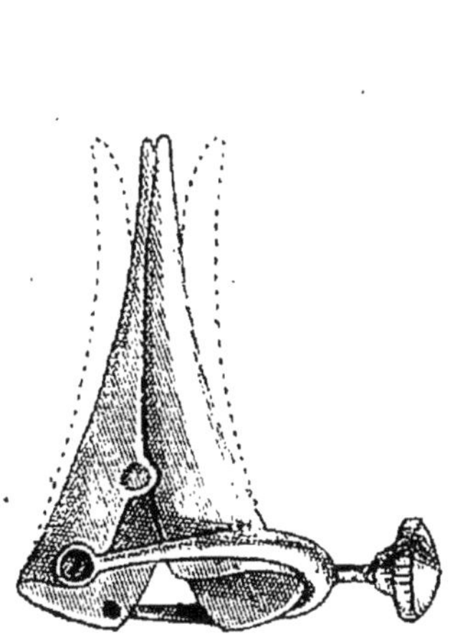

Fig. 1. — Spéculum de Bonnafont.

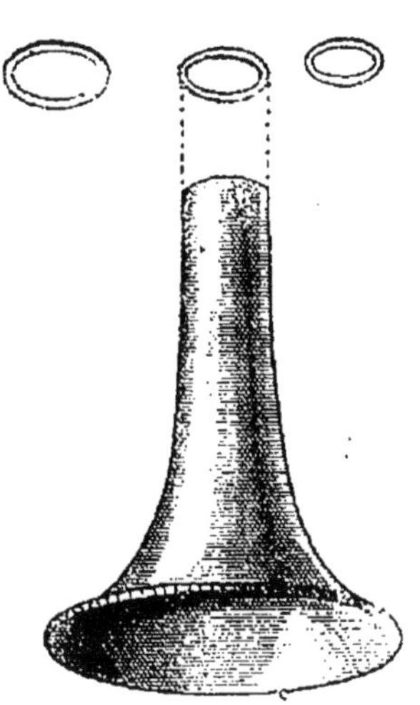

Fig. 2. — Spéculum de Toynbee.

Bonnafont, dont les valves s'écartent au moyen d'une petite vis (fig. 1).

On devra donc toujours donner la préférence au *spéculum tubulaire* pour l'examen du conduit auditif et de la membrane du tympan. Ici encore on devra choisir entre les diverses variétés de spéculums tubulaires. Le meilleur de ces instruments est, à mon avis, le spéculum de Toynbee. Il représente une sorte d'entonnoir d'argent poli (fig. 2), à parois extrêmement minces, d'une longueur de 4 centimètres, largement évasé à son extrémité externe, et se rétrécissant graduellement à son extrémité interne qui prend la forme d'un véritable tube. Cependant, la coupe de cette portion rétrécie n'est pas circulaire, mais elliptique, afin de s'accommoder à la forme du conduit auditif. Il est indispensable d'avoir à sa disposition au moins trois spéculums de diamètres différents, en raison des variétés individuelles dans les dimensions du conduit auditif. Ces trois spéculums s'emboîtant les uns dans les autres sont peu embarrassants.

Pour introduire le spéculum, le chirurgien assis à côté du malade, comme dans la figure 4, saisit le pavillon de l'oreille entre le pouce et l'index de la main gauche, et l'attire fortement en haut et en arrière, tandis que, tenant le spéculum par son extrémité évasée entre les trois premiers doigts de la main droite, il introduit dans le méat la petite extrémité de l'instrument, en ayant soin que le grand diamètre de celui-ci soit verticalement placé.

Le spéculum est alors doucement enfoncé, en l'inclinant légèrement en arrière, et à mesure qu'il pénètre, on lui fait exécuter un quart de rotation, de manière que son grand axe, de vertical qu'il était, devienne horizontal. On sait, en effet, que le conduit auditif présente la coupe d'une ellipse, dont le grand diamètre est vertical dans la portion cartilagineuse, et horizontal dans la portion osseuse, et la manœuvre précédente a pour but d'accommoder exactement le spéculum à la forme des deux portions du conduit.

Divers moyens ont été proposés pour éclairer les parties profondes du conduit auditif. Quelques praticiens se contentent de la lumière vive du jour; d'autres préfèrent la lumière artificielle; les uns usant de la lumière directe, les autres de la lumière réfléchie; enfin on a imaginé pour éclairer le fond du conduit auditif certains appareils plus ou moins compliqués, désignés sous le nom d'*otoscopes;* tels sont les instruments de Bonnafond, de Voltolini, de Brunton, etc. Mais ces appareils ne me paraissent pas offrir une grande supériorité sur d'autres procédés d'exploration beaucoup plus simples et plus pratiques.

La lumière vive du jour est le meilleur mode d'éclairage, et toutes les fois qu'il sera possible de l'employer, c'est à lui que je conseille de recourir de préférence à tout autre. Malheureusement, dans notre climat, et sous un ciel habituellement couvert, la lumière du jour est souvent insuffisante. Aussi doit-on s'habituer à pratiquer l'examen du conduit auditif et de la membrane du tympan à la lumière artificielle, tout en sachant que celle-ci altère notablement la couleur normale du tympan.

Certains spécialistes se servent de lampes électriques, de lampes à gaz, plus ou moins perfectionnées; ce sont là des complications inutiles. La lumière d'une lampe à pétrole, d'une lampe à huile ordinaire ou parfois même d'une bougie est parfaitement suffisante, surtout si l'on a soin d'augmenter l'intensité de la source lumineuse en lui adaptant un réflecteur.

D'ailleurs, que l'on emploie la lumière diffuse du jour ou la lumière artificielle, il est nécessaire de concentrer les rayons lumineux dans la cavité du spéculum à l'aide d'un miroir réflecteur (fig. 3) de 6 à 8 centimètres de diamètre, et de 12 à 15 centimètres de foyer, percé à son centre, et qui peut être porté sur un manche que l'on tient à la main, ou fixé sur une armature que l'on visse sur le coin d'une table; mais il y a tout avantage à monter ce miroir sur un bandeau frontal ou mieux encore sur une paire de lunettes, à l'aide d'une articulation à boule qui permet de l'incliner dans tous les sens. Cette façon de porter le miroir, qui laisse les deux mains libres, est supérieure à toutes les autres, et avec un peu d'exercice et d'habitude on arrive rapidement à savoir diriger les rayons lumineux dans la cavité du spéculum, en suivant les mouvements de la tête du malade. Il importe d'autant plus de se familiariser avec cette petite manœuvre que le même mode d'éclairage

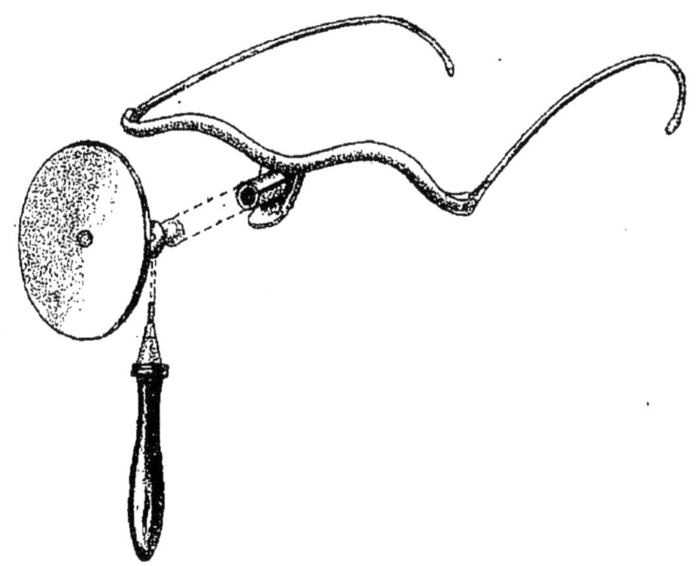

Fig. 3. — Miroir réflecteur à lunette.

convient également dans la perfection pour l'examen de la gorge, du nez, du larynx.

Enfin, il est très avantageux, pour l'exploration minutieuse du conduit auditif et surtout de la membrane du tympan, de grandir les images; aussi devra-t-on toujours se munir d'une lentille biconvexe, de 5 à 7 centimètres de distance focale, que l'on interpose à l'entrée du spéculum sur le trajet des rayons lumineux. L'usage de lentilles grossissantes est surtout utile pour les hypermétropes ou les presbytes.

Quelques auristes ont fait adapter la lentille sur un petit cercle mobile, fixé à l'ouverture du spéculum ; mais il est beaucoup plus simple de tenir cette lentille avec les doigts de la main droite, comme on le fait dans l'examen à l'ophthalmoscope. On devra seulement se garder de tenir la lentille verticalement à l'entrée du spéculum, car l'image serait confuse ; on aura soin de l'incliner à 45°, puis, en variant cette inclinaison, on l'éloignera ou on la rapprochera de l'ouverture du spéculum jusqu'à ce que l'image soit perçue avec netteté.

La situation respective du malade et du chirurgien, pendant l'exploration de l'oreille avec le spéculum et le miroir réflecteur, se trouve suffisamment indiquée dans la figure 4 pour qu'il soit inutile d'y insister. Je me bornerai à faire remarquer que la position du malade a une grande importance pour la netteté des images. L'oreille ne doit être tournée directement ni du côté de la source lumineuse, ni dans une direction complètement opposée ; mais elle doit être placée dans une situation intermédiaire, de telle sorte que les rayons lumineux tombant sur le miroir sous un angle de 45° soient refléchis dans la direction du conduit, sans que la tête du malade en intercepte une partie.

Lorsque le spéculum a pénétré jusqu'à la portion osseuse du conduit auditif, on en est averti par une certaine résistance et par une sensation

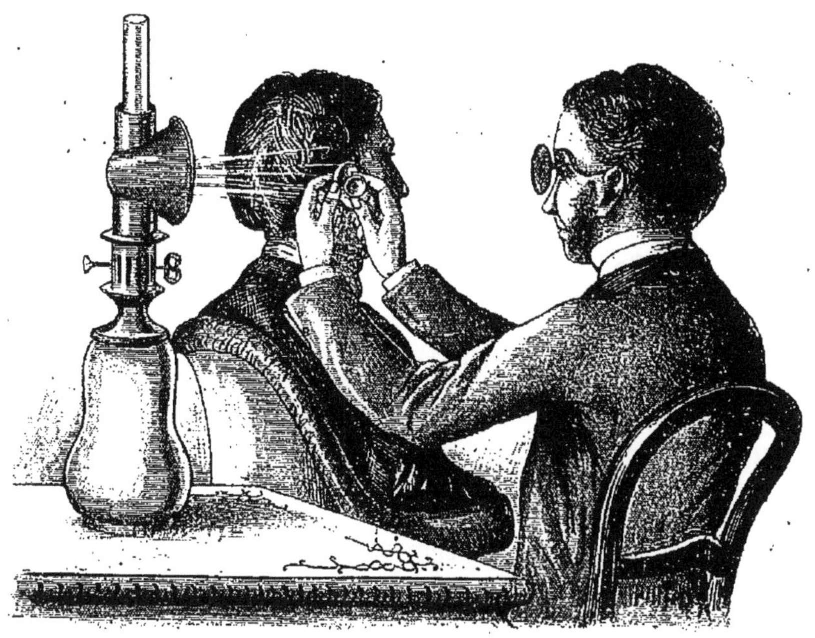

Fig. 4. — Exploration de l'oreille.

pénible accusée par le malade, si l'on cherche à pénétrer plus profondément.

Lorsqu'il s'agit d'un jeune enfant, le chirurgien devra user de la plus grande douceur dans l'emploi du spéculum ; car le très faible développement de la portion osseuse du conduit auditif à cet âge exposerait à blesser la membrane du tympan avec l'extrémité du spéculum, si celui-ci était enfoncé sans ménagements.

Chez quelques sujets l'introduction du spéculum détermine des accès de toux violents et parfois très pénibles, qui gênent ou peuvent même empêcher l'examen. On pourrait peut-être essayer, dans ces cas, des instillations de cocaïne pour insensibiliser la paroi du conduit.

Il est rare que l'on puisse examiner d'un seul coup le conduit auditif et la membrane du tympan, et il est nécessaire, pour voir nettement les diverses parties de l'un et de l'autre, de déplacer légèrement le spéculum ainsi que le miroir réflecteur, dans la direction des points que l'on veut successivement examiner.

L'exploration du conduit et de la membrane du tympan peut encore se trouver gênée par un certain nombre de conditions particulières, qui dérobent à l'œil de l'observateur les parties profondes.

L'abondance des poils, surtout lorsqu'ils sont situés profondément et ne peuvent être facilement coupés avec des ciseaux, constitue parfois un obstacle à l'examen. On pourra en triompher en frottant les poils saillants avec un bâton de cire et en les collant sur les parois du conduit.

L'accumulation du cérumen mou ou durci, et

qui remplit plus ou moins complètement le conduit, empêche souvent toute exploration, et il est nécessaire de faire des lavages avec de l'eau chaude pour délayer et entraîner ces amas cérumineux. Mais lorsqu'il s'agit seulement d'un très

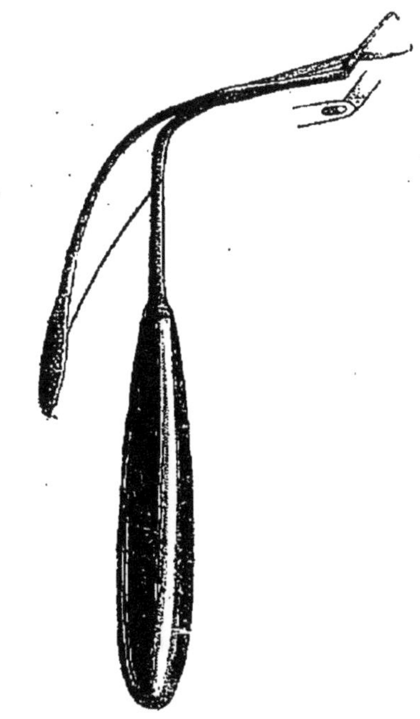

Fig. 5. — Pince à extraire les corps étrangers.

petit bouchon cérumineux, accollé à une paroi, ou bien d'écailles, de plaques épidermiques plus ou moins larges, détachées ou pendant sous forme de lambeaux, et parfois même tendues comme une membrane, on enlèvera ces petits corps étrangers à l'aide d'une curette ou d'une petite pince à oreille, comme celle représentée ci-contre (fig. 5), en usant d'une très grande douceur et en se guidant toujours avec le miroir. Ce moyen est préférable aux injections, qui ont l'inconvénient de déterminer une congestion plus ou moins intense de la membrane du tympan, ce qui pourrait induire le chirurgien en erreur.

D'autres obstacles plus sérieux à l'examen du tympan résultent du rétrécissement congénital du conduit auditif ou de la convexité exagérée de la paroi antérieure de sa portion osseuse. Le rétrécissement congénital, lorsqu'il est très prononcé, empêche l'éclairage et la mise à découvert de la membrane tympanique. La voussure de la paroi antérieure du conduit osseux, qui est encore assez fréquente, ne permet souvent d'explorer que la moitié postérieure de la membrane du tympan. On pourra cependant quelquefois, en se servant d'un spéculum de faible diamètre et en inclinant fortement son extrémité externe en arrière, découvrir la partie antérieure du tympan.

Enfin de nombreuses conditions pathologiques peuvent encore gêner ou empêcher complètement l'exploration du tympan ; tels sont : les inflammations du conduit auditif entraînant son rétrécissement, les exostoses, les polypes, les accumulations de pus, etc. Ce dernier obstacle pourra seul être facilement levé, à l'aide d'injections chaudes, que l'on ne devra jamais manquer de pratiquer toutes les fois qu'il existe une suppuration de l'oreille, avant de procéder à l'examen avec le spéculum. Puis celui-ci placé, on devra absterger avec soin le fond du conduit, à l'aide d'un petit bourdonnet de coton porté sur l'extrémité d'un stylet, ainsi que nous le dirons plus tard.

Aspect du conduit auditif et de la membrane du tympan à l'état normal. — Il est inutile d'insister longuement sur l'aspect normal du conduit auditif externe, dont les parois sont constituées par un revêtement cutané, d'une couleur blanchâtre et légèrement rosée vers les parties profondes.

Les résultats de l'examen de la membrane du tympan sont d'une extrême importance, car ils dénotent non seulement les lésions propres de cette membrane, mais encore un certain nombre d'altérations pathologiques siégeant dans l'intérieur de la caisse. Il est donc indispensable pour le praticien de bien connaître l'aspect sous lequel apparaît la membrane du tympan sur un sujet sain.

Cette membrane représente un petit diaphragme obturant le fond du conduit auditif externe, obliquement dirigé de haut en bas et de dehors en dedans.

De cette obliquité, il résulte que nous voyons la membrane du tympan en raccourci, et que son étendue superficielle nous paraîtra d'autant moindre que son inclinaison sur l'axe du conduit sera plus considérable.

La membrane du tympan présente, en outre, une courbure plus ou moins marquée, suivant les sujets et suivant divers états pathologiques. Dans

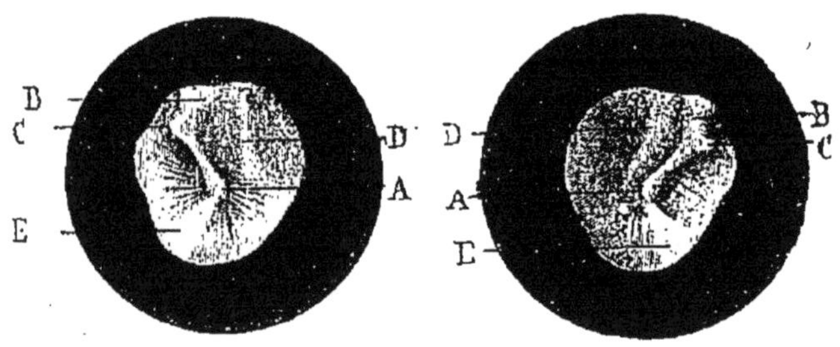

Fig. 6. — Aspect de la membrane du tympan à gauche et à droite.

les conditions normales, elle est concave en dehors et convexe en dedans.

Le degré de cette courbure est approximativement indiqué par la direction du *manche du marteau*. Celui-ci (fig. 6, A, B), enchâssé dans l'épaisseur de la membrane du tympan, apparaît sous la forme d'une ligne d'un blanc jaunâtre qui, partant du pôle antéro-supérieur de la membrane, se dirige en bas et en arrière, jusqu'un peu au delà du centre du tympan et divise ainsi cette membrane en deux moitiés, l'une antérieure, l'autre postérieure; celle-ci étant un peu plus grande que celle-là.

A l'origine supérieure du manche du marteau, on aperçoit une petite saillie blanchâtre (fig. 6, C), qui regarde du côté du conduit auditif et qui est formée par la *courte apophyse* ou *apophyse externe du marteau*. Le point le plus concave de la membrane du tympan, désigné sous le nom d'*ombilic*, correspond à l'extrémité du manche du marteau (A), qui est un peu évasée en forme de spatule.

D'après les rapports du manche du marteau avec la membrane du tympan, on comprend que toutes les fois que celle-ci deviendra plus convexe en dedans, le manche du marteau s'inclinera davantage du côté de la caisse, et se présentera plus en raccourci, en même temps que son apophyse externe formera une saillie plus accusée. Au contraire, lorsque la courbure normale diminue et que la membrane devient moins convexe du côté de la caisse, le manche du marteau tend à se redresser, à devenir vertical, et l'apophyse externe semble moins saillante.

La membrane du tympan présente une couleur gris perle, mêlée d'un léger ton de jaune brun clair. Cette coloration est celle que l'on observe sous la lumière ordinaire du jour; mais avec la lumière artificielle, elle tend à devenir jaune rougeâtre. Du reste la coloration de la membrane, un peu plus sombre sur le segment antérieur, est plus claire sur le segment postérieur. Souvent on remarque, à la partie supérieure de ce segment postérieur de la membrane, une tache gris blanchâtre qui tranche sur la coloration du reste de la membrane, et qui est due à la présence d'un repli particulier décrit par Trœltsch sous le nom de *poche du tympan*.

La membrane du tympan, sans être transparente, est translucide ; aussi peut-on souvent distinguer à son reflet jaunâtre ou rougeâtre la paroi interne de la caisse ; assez souvent aussi, on aperçoit, en arrière du manche du marteau et parallèle à celui-ci, la *longue branche de l'enclume* (fig. 6, D), qui se dessine sous l'apparence d'une petite ligne jaunâtre.

La couleur normale de la membrane tympanique est très fréquemment altérée, non seulement par les lésions qui affectent son tissu propre, mais encore par celles qui siègent dans l'intérieur de la caisse et qui sont reconnues à travers la membrane lorsqu'elle a conservé sa translucidité. On conçoit donc que l'étude des diverses modifications dans la coloration normale de la membrane du tympan offre une grande importance au point de vue du diagnostic des maladies de cette membrane et de celles de la caisse.

Lorsqu'on examine le tympan à une vive lumière, on aperçoit à sa partie antérieure et inférieure une tache brillante, connue sous le nom de *triangle lumineux* (fig. 6, E). Ce reflet lumineux présente, en effet, la forme d'un triangle équilatéral, dont la base mesurant un demi-centimètre correspond au bord de la membrane du tympan, et dont le sommet avoisine l'extrémité du manche du marteau, au niveau de l'ombilic du tympan. Il importe de connaître exactement les caractères de ce triangle lumineux, car les changements que l'on observe dans son éclat, dans sa forme, dans ses dimensions ou dans sa situation, indiquent diverses conditions pathologiques de la membrane elle-même ou de la caisse.

On doit enfin, dans l'exploration de la membrane du tympan, rechercher le degré d'élasticité et de mobilité dont elle jouit.

Siegle (de Stuttgard) a imaginé, dans ce but, un petit instrument, désigné sous le nom de *spéculum pneumatique* (fig. 7), et constitué par un spéculum s'adaptant exactement au conduit auditif et fermé à son extrémité extérieure par une lame de verre inclinée à 45°. A l'aide d'un petit tube de caoutchouc qui vient se rendre sur le côté de l'appareil, on peut faire le vide en aspirant avec la bouche, ou comprimer l'air dans l'intérieur. En observant les changements d'aspect de la membrane du tympan, pendant qu'on comprime ou qu'on raréfie l'air à sa surface extérieure, on peut juger de son degré de mobilité.

Je me borne à cette simple mention du spéculum

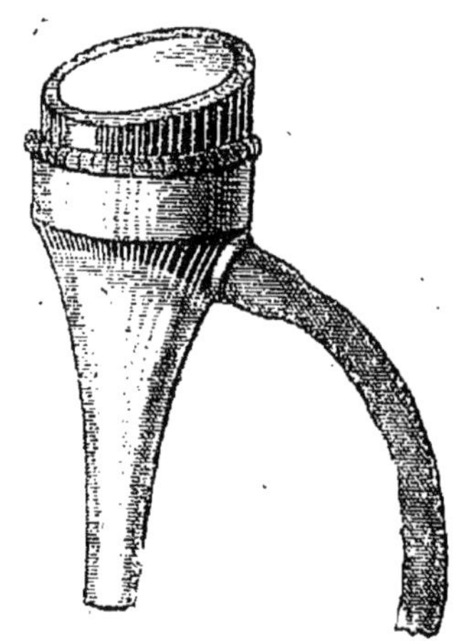

Fig. 7. — Spéculum pneumatique de Siegle.

pneumatique, sans y insister davantage. Cet instrument, en effet, qui est loin de remplir toujours convenablement son office, n'est pas indispensable pour l'exploration de la membrane tympanique et complique inutilement l'appareil instrumental. Nous possédons d'ailleurs d'autres moyens indirects beaucoup plus sûrs pour nous rendre compte du degré de mobilité de la membrane du tympan.

Nous les décrirons à propos des procédés d'exploration de l'oreille moyenne.

On a proposé, pour apprécier le degré d'élasticité de la membrane tympanique, de pratiquer le *cathétérisme du tympan*. Ce genre d'exploration, qui consiste à exercer avec un stylet des pressions légères sur la surface externe de la membrane, ne donne que des renseignements peu importants. Dans tous les cas, on devra toujours l'employer avec une extrême douceur et en s'aidant de la vue.

II. — Examen de l'oreille moyenne et de la trompe d'Eustache.

On a vu que l'examen direct de la membrane du tympan permet de reconnaître un certain nombre de lésions de la caisse. Grâce à la translucidité de cette membrane, sa coloration propre est plus ou moins modifiée par celle des parties profondes. Ainsi, quand la muqueuse de la caisse est fortement injectée, le tympan présente une teinte rouge pâle; il devient jaunâtre, grisâtre, lorsqu'il recouvre une collection muco-purulente ou un exsudat en voie de désorganisation.

D'autre part, la direction du manche du marteau, la forme, les dimensions du triangle lumineux, l'existence de points lumineux anormaux, fournissent des indications utiles sur les altérations de la caisse, et indiquent le plus souvent la présence de dépôts, d'exsudats plastiques, de brides, d'adhérences, à la face interne de la membrane du tympan et dans la cavité de la caisse.

On comprend enfin que, dans les cas où la membrane est largement perforée, il devient possible d'explorer directement, avec le spéculum et un bon éclairage, l'intérieur de la caisse, dont la paroi labyrinthique se présente à l'œil de l'observateur sous l'apparence d'une surface inégale, de coloration variable suivant le degré de congestion de la muqueuse, mais qui se montre généralement avec une couleur rosée, en l'absence d'inflammation. La partie la plus saillante de cette surface inégale, d'une couleur habituellement plus pâle que le reste, répond au promontoire ; en arrière, s'observe une autre petite saillie, représentée par l'étrier.

Lorsqu'on examine l'oreille dans ces conditions, c'est-à-dire avec une destruction plus ou moins complète de la membrane du tympan, on peut quelquefois hésiter sur la nature de cette surface rosée qui se présente au fond du spéculum, et j'ai vu souvent des élèves se demander s'ils avaient sous les yeux la paroi interne de la caisse, la face externe du tympan injectée et inflammée ou la surface d'un polype. Indépendamment des caractères propres de la paroi labyrinthique, que l'on devra chercher à mieux apprécier, en se servant d'une loupe, on arrivera facilement à distinguer cette paroi labyrinthique, en pratiquant une exploration délicate avec un fin stylet. Celui-ci, en effet, permettra de reconnaître la résistance osseuse de toutes les parties de cette surface, tandis que, dans le cas de polype, on constatera une grande mollesse, jointe à un certain degré de mobilité, et dans le cas d'intégrité de la membrane, seulement enflammée et injectée, une résistance élastique avec une sensibilité vive.

Indépendamment des notions que peut fournir l'exploration directe avec le spéculum et un bon éclairage, relativement à l'état de la caisse du tympan, il existe une série de moyens explorateurs, agissant plus particulièrement par la voie de la trompe d'Eustache, et qui permettent non seulement de déterminer si la trompe est ou n'est pas perméable, mais encore de déceler un certain nombre de lésions de la membrane tympanique et de la caisse. Ces moyens explorateurs, déjà si utiles pour le diagnostic d'un grand nombre d'affections de l'oreille, acquièrent encore plus d'importance en raison des services qu'ils rendent dans le traitement de ces affections; car, nous verrons que c'est grâce à ces mêmes moyens que le chirurgien peut introduire dans la caisse des agents médicamenteux, sous la forme de gaz, de vapeurs, de liquides.

Un des points les plus essentiels dans l'examen de l'oreille moyenne est de déterminer si la trompe d'Eustache est perméable à l'air, ce qui constitue l'état normal et physiologique. Deux séries de moyens peuvent être mis en usage pour arriver à ce but : les uns ont pour effet de provoquer l'entrée ou la sortie de l'air à travers la trompe ; les autres permettent de constater que l'air circule, en réalité, dans l'oreille moyenne. Nous décrirons successivement ces deux modes d'exploration qui se complètent mutuellement.

Moyens propres à provoquer la circulation de l'air dans la trompe d'Eustache et dans la caisse. — Ils comprennent : A. le *procédé de Toynbee ;* B. le *procédé de Valsalva ;* C. le *procédé de Politzer ;* D. le *cathétérisme.*

A. Le *procédé de Toynbee* se distingue des autres en ce qu'il détermine le passage de l'air à travers la trompe de l'intérieur vers l'extérieur, c'est-à-dire de la caisse vers la cavité pharyngienne. Il consiste à faire exécuter au malade un mouvement de déglutition, pendant que la bouche est fermée et que le nez est exactement obturé par le pincement des narines entre les doigts. Dans ces conditions, au moment où la déglutition s'opère, il se produit un vide dans la cavité naso-pharyngienne, en même temps que l'orifice pharyngien des trompes s'élargit sous l'action des muscles élévateurs du voile du palais, et l'air contenu dans la caisse s'échappe par le conduit de la trompe, lorsque celui-ci est libre. Ce procédé, qui est loin d'être rigoureux, et dont Toynbee a exagéré l'importance, peut cependant rendre quelques services dans la pratique, mais à la condition que ses résultats soient contrôlés par d'autres procédés plus exacts.

B. Le *procédé de Valsalva*, ainsi que ceux qu'il nous reste à décrire, a pour but de provoquer le passage de l'air à travers la trompe de l'extérieur vers l'intérieur, c'est-à-dire de la cavité pharyngienne vers la caisse du tympan. Voici comment on l'exécute: après avoir fait une profonde inspiration, le sujet ferme la bouche et obture l'orifice des fosses nasales en se pinçant énergiquement les narines entre le pouce et l'index, puis il fait aussitôt un mouvement d'expiration forcée. On doit bien lui recommander de ne pas expirer par la bouche, mais de souffler l'air par les fosses nasales, comme s'il voulait se moucher entre ses doigts.

Dans ce mouvement, l'air comprimé dans la cavité naso-pharyngienne et ne trouvant pas d'autre issue que l'ouverture de la trompe d'Eustache, s'y engage et pénètre jusque dans la caisse.

P. Ménière a conseillé, pour faciliter l'entrée de l'air dans les trompes, de faire exécuter un mouvement de déglutition au malade, en même temps qu'il souffle dans ses fosses nasales.

D'autre part, l'expérience de Valsalva réussit également, suivant la remarque de Lévi, lorsque l'on pratique l'insufflation la bouche étant largement ouverte.

Le procédé de Valsalva, quoique supérieur au précédent, est encore très imparfait. Il est souvent d'une exécution difficile et parfois même impraticable, chez les enfants ou chez des malades peu intelligents, qui ne peuvent parvenir à comprendre ce qu'on leur demande. D'autre part, il n'est pas absolument rigoureux, car dans bien des cas où la trompe est parfaitement libre, le procédé de Valsalva donne des résultats négatifs. Enfin, il détermine toujours une congestion de la tête qui, chez certains malades, n'est pas exempte d'inconvénients.

C. Le *procédé de Politzer* consiste à insuffler brusquement de l'air dans les fosses nasales, dont l'ouverture antérieure a été préalablement fermée, dans le moment même où le malade fait un mouvement de déglutition. Dans ces conditions, la cavité naso-pharyngienne est complètement close, en avant par la fermeture des narines, en arrière par l'élévation du voile du palais qui se produit

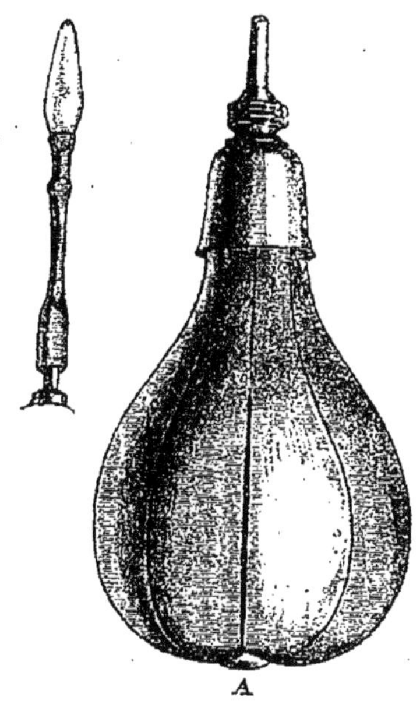

Fig. 8. — Ballon de Politzer.

dans l'acte de la déglutition, en sorte que l'air insufflé se trouvant comprimé dans cette cavité close, s'engage dans les trompes d'Eustache, d'autant plus facilement que les orifices de celles-ci sont dilatées au moment de la déglutition.

Voyons maintenant comment s'exécute le procédé de Politzer, dont la technique a d'ailleurs subi, dans ces derniers temps, quelques modifications. On doit avoir à sa disposition un ballon en caoutchouc, à parois épaisses et résistantes, présentant à son centre une petite ouverture (fig. 8, A) pour l'entrée de l'air, et muni d'un tube de caoutchouc qui se termine par un embout assez volumineux pour remplir exactement la cavité de la narine. J'ai fait construire à cet effet des embouts en caoutchouc durci, en ivoire ou en métal, représentant assez exactement le moule de la narine et présentant, par conséquent, une face plane qui correspond à la cloison et une face convexe qui répond à l'aile du nez. On doit en avoir à sa disposition plusieurs modèles de diverses grosseurs.

Le malade étant assis, la tête légèrement renversée en arrière et soutenue par un aide ou plus simplement appuyée contre le dossier d'un fauteuil, le chirurgien prend le ballon dans sa main droite, le pouce appliqué sur le fond et obturant l'orifice qui s'y trouve placé, afin que l'air ne puisse pas s'échapper par cette voie, puis en s'aidant de la main gauche, il introduit l'embout dans une des narines, à une profondeur de 2 centimètres environ et dans une direction horizontale, enfin avec le pouce et l'index de la main gauche, il pince les deux narines, de manière à obturer complètement celle qui est libre, et à appliquer solidement l'autre narine contre l'embout (Voyez fig. 9).

On invite alors le malade à exécuter un mouvement de déglutition, et, dans le même moment, on comprime vigoureusement le ballon par un

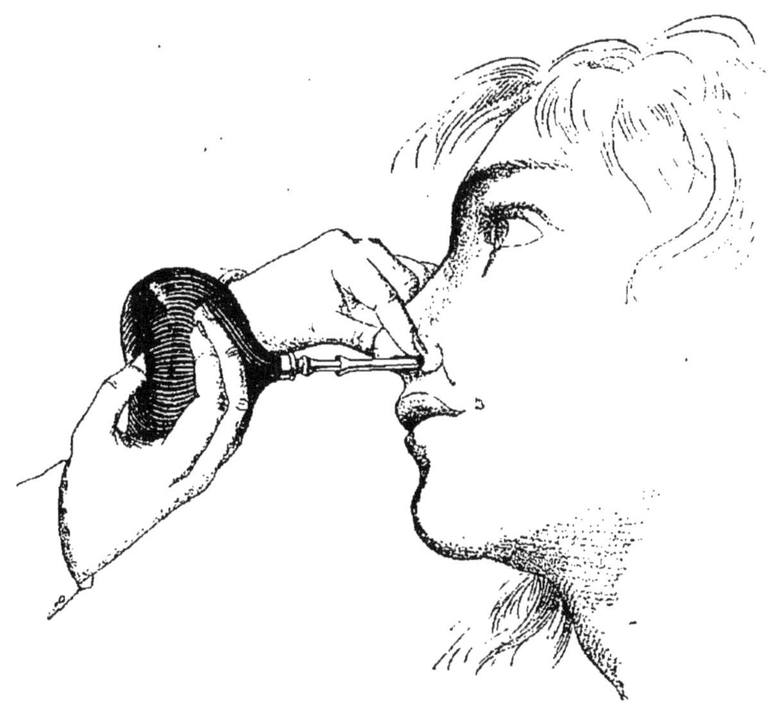

Fig. 9. — Douche de Politzer.

mouvement combiné des doigts, dans lequel le pouce, appliqué sur l'ouverture du ballon, déprime énergiquement le fond, tandis que les autres doigts tendent à se rapprocher.

Si l'expérience a été bien conduite, la compression brusque de l'air dans les fosses nasales surmontant la fermeture hermétique du pharynx par le voile du palais, il se produit une sorte de bruit de gargouillement étouffé, qui indique généralement que le but a été atteint.

Il suffit, avec certains malades intelligents, de leur faire avaler leur salive, dont on pourrait augmenter momentanément la sécrétion avec un morceau de sucre ou un peu de sel placé sur la langue. Mais il est généralement préférable, pour obtenir un mouvement franc et énergique de déglutition, de commencer par faire prendre au malade une gorgée de liquide, qu'il conserve dans la bouche, jusqu'au moment où on lui prescrira de l'avaler.

J'ai vu souvent les malades faire une expiration par les fosses nasales, en même temps qu'ils exécutaient le mouvement de déglutition, ce qui généralement empêche la réussite de l'expérience. Il sera donc utile de les prévenir d'avance qu'ils doivent avaler franchement, naturellement, sans faire une expiration par les fosses nasales.

D'autres malades ouvrent largement la bouche, au moment où ils avalent, d'où il résulte que le mouvement de déglutition s'opérant d'une manière très imparfaite, le voile du palais n'est pas suffisamment tendu, sa résistance est immédiatement vaincue, et la compression de l'air dans la cavité naso-pharyngienne reste insuffisante pour la réussite de l'expérience. On devra donc encore recommander aux malades de maintenir la bouche fermée au moment où ils avaleront.

Enfin, chez les enfants ou chez quelques malades inintelligents, il est à peu près impossible d'obtenir qu'ils fassent convenablement le mouvement de déglutition. On pourrait alors essayer chez eux certaines modifications apportées au procédé primitif de Politzer et qui consistent principalement à produire la fermeture des fosses nasales en arrière par un autre moyen que la déglutition. On a remarqué, en effet, que, dans la prononciation de certains sons, le voile du palais s'appliquait assez exactement sur la paroi postérieure du pharynx pour fermer la cavité naso-pharyngienne. Aussi a-t-on proposé, dans la technique de l'expérience de Politzer, de remplacer l'acte de la déglutition par la prononciation de la voyelle *a* (Lucœ), des consonnes *hck* (Gruber), ou bien encore par la prononciation d'un mot de plusieurs syllabes. On peut, du reste, s'assurer que, chez les enfants, dont la cavité naso-pharyngienne est de faible dimension, la douche d'air avec le ballon de Politzer pénètre souvent dans les oreilles moyennes, sans mouvement de déglutition, et sans prononciation de lettres ou de mots particuliers, lorsque l'enfant crie et se débat.

En somme, quoique l'on puisse, ainsi qu'il vient d'être dit, pratiquer l'expérience de Politzer en substituant au mouvement de déglutition la prononciation de voyelles ou de certains mots, on doit savoir que la douche d'air projetée, au moment précis d'un mouvement franc de déglutition, pénétrera mieux dans les oreilles moyennes que par tout autre moyen.

La douche d'air, d'après le procédé de Politzer, rend les plus grands services dans la pratique, soit au point de vue du diagnostic, soit au point de vue du traitement. Elle présente, cependant, quelques inconvénients et n'est pas toujours applicable.

On lui reproche avec raison d'agir en même temps sur les deux oreilles, ce qui présente parfois des inconvénients. Politzer a bien indiqué un moyen pour prévenir ou atténuer la pénétration de l'air dans l'une des caisses; moyen qui consiste à fermer hermétiquement avec la pulpe du doigt le conduit auditif du côté où l'on veut empêcher l'air de passer. Mais ce résultat est loin d'être toujours obtenu.

Les *ruptures du tympan*, que l'on a mises sur le compte de la douche de Politzer, ne pourraient se produire que dans les cas d'altérations préalables de la membrane. Il serait donc prudent, si l'on avait lieu de craindre cet accident, de faire fermer les conduits auditifs avec les doigts, au moment de l'insufflation.

La douche de Politzer est difficilement applicable chez les très jeunes enfants ou chez certains sujets inintelligents; dans ces cas il faut renoncer à employer le procédé classique et faire l'insufflation au moment où le malade fait une forte inspiration, lorsque l'enfant crie. Mais nous avons vu que, dans ces conditions, la pénétration de l'air dans la caisse du tympan est beaucoup moins franche et beaucoup moins assurée.

Enfin, le procédé de Politzer est inapplicable dans certaines affections des fosses nasales et de la gorge, lorsque le voile du palais est perforé, lorsqu'il existe une fissure congénitale de la voûte palatine.

D. *Cathétérisme de la trompe d'Eustache.* — Cette petite opération, qui consiste à introduire dans le pavillon de la trompe le bec d'une sonde creuse, représente le moyen le plus parfait d'exploration de l'oreille moyenne. Son rôle au point de vue thérapeutique n'est pas moins important, car elle nous permet d'agir directement sur toute la longueur du canal de la trompe et de faire pénétrer jusque dans la caisse divers médicaments sous forme gazeuse ou liquide.

Les instruments, le manuel opératoire du cathétérisme de la trompe, ont varié à l'infini depuis l'invention de cette opération en 1724, par Guyot, maître de postes à Versailles, qui abordait la trompe d'Eustache par la bouche en passant derrière le voile du palais.

A l'heure actuelle, on ne pratique guère le cathétérisme que par la voie nasale. Chaque spécialiste a sa sonde et a voulu attacher son nom à un procédé particulier. Celui que je décrirai est une combinaison de plusieurs des procédés connus, empruntant à chacun d'eux certaines manœuvres qui m'ont paru, par l'expérience, faciliter ou assurer le succès de l'opération.

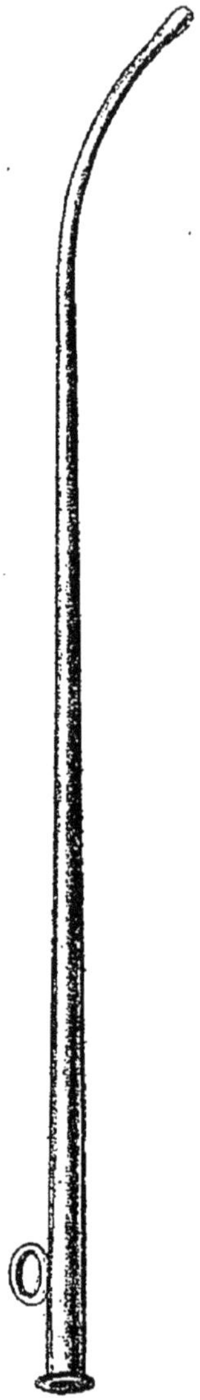

Pour ce qui concerne les instruments, je conseille de donner la préférence aux sondes métalliques (fig. 10) en argent, d'une longueur de 16 centimètres environ, dont le bec plus ou moins recourbé présente un petit ren-

Fig. 10. — Sonde d'argent pour le cathétérisme de la trompe d'Eustache.

flement mousse, et dont l'extrémité opposée, légèrement évasée, est munie d'un anneau. La disposition connue de cet anneau permet de savoir la situation qu'occupe le bec de la sonde, lorsque celle-ci est enfoncée dans les fosses nasales.

La courbure de l'instrument est variable, pour s'accommoder aux dispositions si diverses des cavités du nez; il en est de même du volume. C'est pour cette double raison qu'il est utile, dans la pratique, d'avoir à sa disposition plusieurs sondes de courbures et de diamètres différents. D'ailleurs, il est possible de modifier légèrement la courbure de la sonde; celle-ci étant faite d'argent fin et se laissant ployer sans se rompre. La sonde qui conviendra à la majorité des cas présente un diamètre de 2 et demi à 3 millimètres. D'une manière générale, et toutes les fois que la chose est possible, il est préférable de se servir d'une sonde à diamètre large et à courbure prononcée.

Technique du cathétérisme. — Le malade étant assis, la tête soutenue par un aide ou simplement appuyée contre le dossier d'un fauteuil, le chirurgien introduit dans la narine le bec de la sonde, qu'il tient de la main droite, comme une plume à écrire, tandis que le pouce ou l'index de la main gauche relève légèrement la pointe du nez.

La sonde qui, au moment de son introduction,

était presque verticale, avec la concavité de sa courbure regardant en bas et en arrière, doit être amenée à la position horizontale par l'élévation graduelle de la main, qui en même temps pousse doucement l'instrument d'avant en arrière. Il est de la plus haute importance pour la réussite de

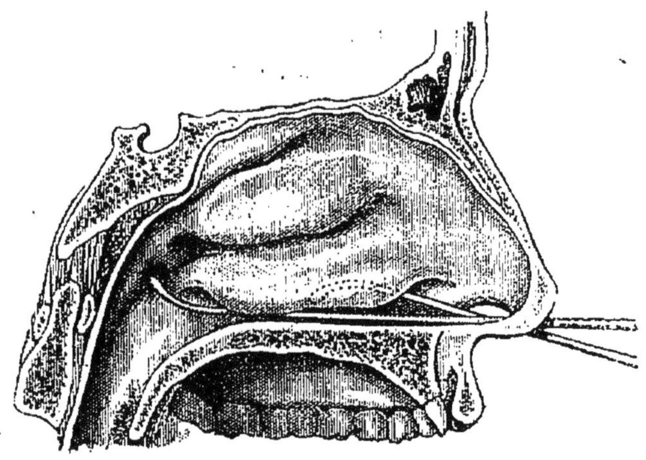

Fig. 11. — Cathétérisme de la trompe d'Eustache.

l'opération que, dans cette position horizontale de la sonde, le bec de celle-ci soit au contact avec la paroi inférieure de la fosse nasale et réponde directement à cette paroi (fig. 11). Quand il est bien certain que le bec de la sonde chemine dans le méat inférieur, le chirurgien fait exécuter à l'instrument par un mouvement des doigts un quart de rotation, qui porte le bec en dehors, au-dessous du cornet inférieur. Dans ces conditions, on n'a qu'à pousser l'instrument maintenu dans cette gouttière comme dans la rainure d'une sonde cannelée, jusqu'à la limite postérieure du cornet inférieur. La sensation d'une sorte de résistance vaincue, le manque de point d'appui pour l'instrument, indiquent que l'on a atteint l'extrémité postérieure du cornet inférieur. Or, on sait que l'ouverture du pavillon de la trompe se trouve très exactement sur le prolongement et à une distance de 1 centimètre environ de cette extrémité postérieure du cornet. Il suffira donc, lorsqu'on est arrivé à la limite postérieure du méat inférieur et qu'on a perçu cette sensation particulière signalée précédemment, de continuer à pousser la sonde, en la maintenant bien exactement dans la même direction, pour que son bec pénètre tout naturellement dans l'ouverture de la trompe.

Au moment même où le bec de la sonde tombe dans l'embouchure de la trompe, on doit rapprocher de la cloison des fosses nasales l'extrémité opposée de l'instrument, ce qui tend à enfoncer davantage le bec dans le pavillon élargi de la trompe.

On est averti que l'instrument est bien dans la trompe d'abord par une sensation plus vive et souvent douloureuse accusée par le malade, qui rapporte souvent cette sensation à l'intérieur de l'oreille, au fond du conduit auditif. En outre l'instrument devient fixe et immobile, et ne peut être davantage poussé en arrière, ni tourné en haut; enfin il présente une direction telle que l'anneau, fixé à son extrémité extérieure et qui d'ordinaire indique le sens de la courbure, regarde l'oreille du côté opposé.

Il arrive très fréquemment à ceux qui pratiquent le cathétérisme en suivant comme guide le cornet inférieur, ainsi qu'il vient d'être dit, de manquer l'ouverture de la trompe et de la dépasser sans y pénétrer. Le bec de la sonde continuant son trajet d'avant en arrière vient alors tout naturellement se loger dans la *fossette de Rosenmuller*, excavation assez profonde, placée, comme on le sait, en arrière de l'orifice de la trompe, et il est d'autant plus aisé de se tromper et de croire que l'on a réussi que la sonde, engagée dans la fossette de Rosenmuller, devient fixe et affecte la même direction que lorsqu'elle est entrée dans la trompe.

En dehors des moyens qui permettent de s'assurer que la sonde est placée comme il convient, moyens que nous indiquerons tout à l'heure, on peut, grâce à une petite manœuvre, reconnaître si le bec de la sonde est dans la trompe ou dans la fossette de Rosenmuller. Il suffit de dégager le bec de l'instrument par un mouvement de rotation d'un quart de cercle, portant sa concavité en bas, puis de le pousser légèrement en arrière. S'il était bien réellement engagé dans la trompe, il parcourt un trajet de 8 à 15 millimètres avant de se trouver arrêté par la paroi postérieure du pharynx; si, au contraire, il était dans la fossette de Rosenmuller, il est impossible de l'enfoncer plus profondément et il butte immédiatement contre la colonne vertébrale. Cette indication est extrêmement utile dans la pratique, et peut être considérée comme un second point de repère, quand on a manqué l'ouverture de la trompe.

Lors donc que le bec de la sonde a rencontré la paroi postérieure du pharynx (la concavité regardant en bas), on ramène l'instrument d'arrière en avant, en lui faisant parcourir un trajet de 10 à 15 millimètres au plus, puis élevant légèrement son extrémité extérieure, on lui imprime avec les doigts un mouvement de rotation de dedans en dehors d'un quart de cercle, qui porte son bec en haut et en dehors et le fait pénétrer dans l'orifice tubaire.

Le cathétérisme de la trompe d'Eustache peut rencontrer divers *obstacles* ou donner lieu à quelques *accidents*.

Les *difficultés* du cathétérisme, les *obstacles* qui

peuvent gêner l'opération, proviennent tantôt des vices de conformation si fréquents des fosses nasales, telles que : étroitesse du méat inférieur, déviations de la cloison, etc. ; tantôt de lésions

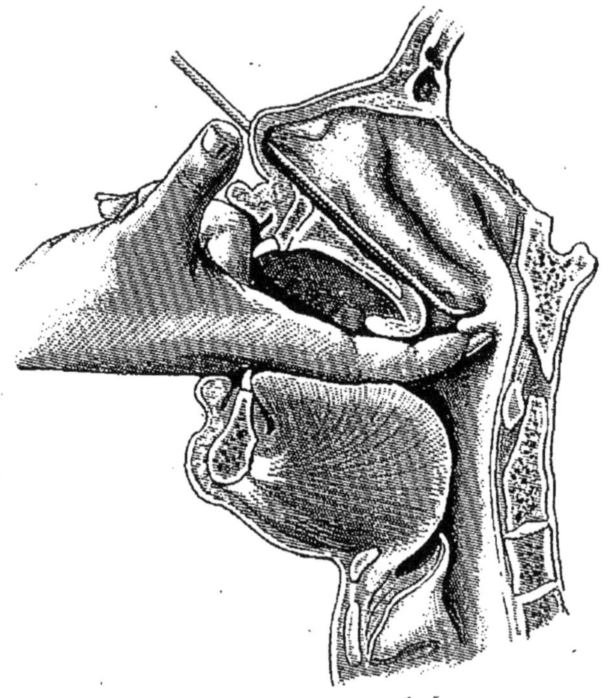

Fig. 12. — Cathétérisme avec l'index guidant la sonde.

pathologiques, telles que : épaississements partiels de la pituitaire, polypes, tumeurs, etc.

Dans ces cas, il est utile d'explorer les fosses nasales avec le spéculum nasi et le rhinoscope, afin de se rendre un compte exact du siège et de la nature de l'obstacle. Le toucher avec l'index recourbé en crochet et porté derrière le voile du palais, la rhinoscopie postérieure pourraient, dans ces conditions, rendre de très grands services, en permettant de diriger le bec de la sonde et de le faire pénétrer directement dans l'ouverture de la trompe (fig. 12). Malheureusement ces pratiques sont ou douloureuses ou difficiles à combiner avec le cathétérisme.

En général, avec beaucoup de douceur et de patience, en modifiant selon les cas la courbure de l'instrument, en choisissant une sonde de volume convenable, on parviendra à contourner l'obstacle et à effectuer le cathétérisme. On conçoit, d'ailleurs, qu'à part ces indications générales, il soit impossible de tracer des règles précises pour ces cas anormaux, qui varient à l'infini.

Cependant, il se peut, très rarement à la vérité, que le passage de la sonde soit absolument impossible. On n'a alors d'autre ressource que de pratiquer le cathétérisme par l'autre fosse nasale ou par la voie buccale, selon le procédé primitif de Guyot. L'opération par l'un ou l'autre de ces procédés est fort difficile ; elle exige l'emploi d'un instrument spécial (sonde à très grande courbure), et son manuel opératoire ne peut être astreint à aucune règle précise, d'où il résulte que l'on va à la recherche de la trompe en tâtonnant ; de plus, lorsque l'on a eu la chance de trouver l'ouverture, il est très difficile d'y maintenir le bec de la sonde qui s'en échappe au moindre mouvement.

J'indiquerai seulement en quelques mots la manière de procéder au cathétérisme de la trompe par la fosse nasale du côté opposé : on aura donc à sa disposition une sonde plus longue et à très grande courbure ; cette sonde sera introduite par la narine du côté opposé avec la concavité regardant en bas, et on suivra autant que possible la cloison des fosses nasales jusqu'au bord postérieur du vomer ; puis aussitôt que le bec de la sonde aura dépassé ce bord postérieur, on lui fera exécuter un mouvement de rotation d'un quart de cercle, qui porte son bec vers l'orifice de la trompe du côté opposé, et par de légers mouvements en haut, en bas, ou en portant l'instrument un peu en arrière, on cherchera à faire pénétrer son extrémité dans le pavillon de la trompe. C'est surtout dans ce cas que la rhinoscopie ou l'introduction du doigt recourbé en crochet pourra faciliter la manœuvre.

Le cathétérisme de la trompe d'Eustache, quoique généralement à peine douloureux, lorsqu'il est convenablement pratiqué, détermine, chez certains sujets nerveux et facilement irritables, un spasme des muscles du voile du palais et du pharynx qui gène l'introduction du bec de la sonde dans l'ouverture de la trompe, ou le déplace lorsqu'il y est introduit. Il faut alors engager le malade à respirer avec force, la bouche largement ouverte. Si le spasme semble affecter plus particulièrement le voile du palais qui soulève alors le bec de la sonde, il faut, au contraire, recommander au malade de fermer la bouche et de faire une profonde inspiration par le nez. Quelquefois on réussira en faisant exécuter un mouvement de déglutition et en profitant du moment où le voile du palais s'abaisse, après s'être soulevé, pour pousser le bec de la sonde dans l'orifice tubaire.

Enfin, chez les sujets nerveux, pusillanimes, on pourra faire disparaître cette sensibilité exagérée, en même temps que les inconvénients qu'elle entraîne, en pratiquant, quelques minutes avant la cathétérisme, des badigeonnages de la fosse nasale et de la cavité naso-pharyngienne avec un pinceau trempé dans une solution au vingtième de chlorhydrate de cocaïne.

Contrairement à l'avis de certains spécialistes, j'estime que l'on ne devra que dans des circonstances tout à fait exceptionnelles recourir à l'anesthésie par le chloroforme, pour pratiquer le cathétérisme, chez des sujets d'une sensibilité exagérée ou chez des enfants absolument indociles ; d'autant mieux que le cathétérisme devant être, en général, renouvelé un assez grand nombre de fois, l'emploi trop fréquent du chloroforme pourrait avoir des inconvénients et même des dangers.

Parmi les *accidents* que peut produire le cathétérisme de la trompe d'Eustache, je me bornerai à signaler le *larmoiement*, l'*éternuement*, les *vomissements* et l'*épistaxis*, qui souvent succèdent à l'opération la mieux faite et qui n'ont d'ailleurs aucune importance.

Il n'en est pas de même de la *transmission de la syphilis* par une sonde malpropre. Cet accident, dont toute la responsabilité incombe au chirurgien, a été observé assez fréquemment, et à une époque l'attention du monde médical a été attirée sur ce sujet par le grand nombre de malades qu'un spécialiste avait inoculés par ce moyen.

On ne saurait donc trop recommander au praticien de tenir ses sondes aussi propres que possible et de les désinfecter avec le plus grand soin, surtout lorsqu'il a eu à pratiquer le cathétérisme chez un sujet syphilitique. Dans ce cas même, il serait prudent d'exiger du malade qu'il porte sa sonde avec lui, afin que l'instrument n'ait pas à servir pour d'autres personnes.

Le cathétérisme de la trompe, tel qu'il vient d'être décrit, c'est-à-dire l'introduction du bec de la sonde dans l'ouverture tubaire, ne serait d'aucune utilité ni pour le diagnostic, ni pour le traitement des maladies de l'oreille moyenne, s'il n'était complété par une opération ultérieure. On se servira de la sonde, une fois placée, pour faire pénétrer dans la trompe et jusque dans l'oreille

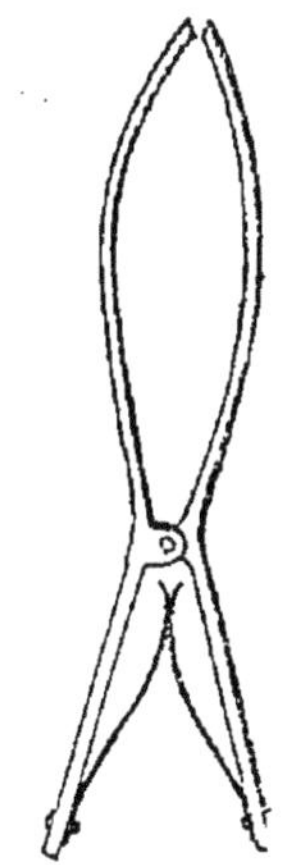

Fig. 13. — Pince de Bonnafond.

moyenne, soit des instruments plus petits, soit de l'air, des vapeurs ou des liquides.

Pour fixer la son de, en vue de ces dernières manœuvres, les médecins auristes ont imaginé divers appareils, parmi lesquels je recommande plus spécialement la *pince de Bonnafond* (fig. 13). Mais le plus généralement on peut se passer de tout instrument et fixer la sonde avec les doigts de la main gauche. Pour cela, après avoir introduit la sonde dans la trompe d'Eustache, ainsi que nous l'avons dit, on saisit l'instrument avec les extrémités du pouce et de l'index gauche, tout près de la pointe du nez, en l'appuyant contre la cloison, et pour le

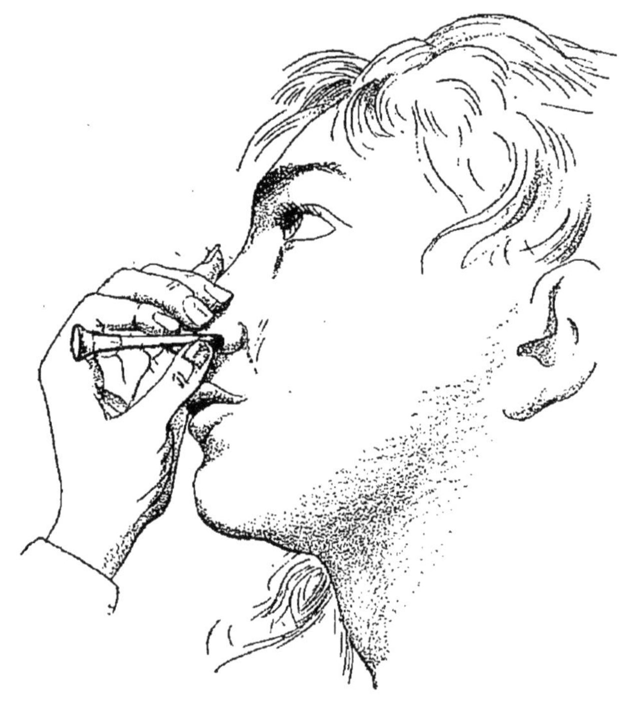

Fig. 14. — Manière de fixer la sonde avec les doigts.

maintenir sûrement dans cette position, on place les trois autres doigts de la main gauche sur le dos du nez, comme l'indique la figure ci-contre (fig. 14).

Introduction de bougies à travers la trompe jusque dans la caisse du tympan. — Personne ne met plus en doute aujourd'hui la possibilité d'introduire une fine bougie à travers la trompe d'Eustache et de la faire glisser jusque dans la caisse. On se sert, dans ce but, de petites bougies très fines, en gomme ou en baleine, soit coniques, soit terminées par une petite olive, et variant depuis un demi-millimètre jusqu'à six millimètres et demi de diamètre. Il est facile de se convaincre que, chez un sujet sain, ces bougies traversent toute l'étendue de la trompe et pénètrent dans la caisse; le malade éprouve une sensation particulière et distingue parfaitement l'impression produite par la sonde dans la gorge et dans l'oreille; en outre, l'examen de la membrane du tympan permet souvent de reconnaître l'extrémité de la bougie derrière la membrane. Enfin, l'opération faite sur le cadavre montre qu'une bougie filiforme, poussée à travers la trompe, pénètre dans la caisse en passant sous le muscle tenseur du tympan, chemine le long de la face interne de la membrane tympanique, croise le manche du marteau et la longue branche de l'enclume et pénètre dans les cellules mastoïdiennes, près de l'articulation de l'enclume et de l'étrier.

Au point de vue du *diagnostic*, l'introduction de bougies filiformes permettra de reconnaître si le conduit est libre ou s'il existe quelque obstacle sur son trajet. Néanmoins, comme ce mode d'exploration est assez délicat, et peut déterminer des accidents, comme, d'autre part, nous avons à notre disposition d'autres moyens d'exploration plus complets pour arriver au même but, je conseille de ne pas y recourir d'emblée et de le réserver pour certains cas.

D'ailleurs, ce cathétérisme de la trompe avec des bougies filiformes est plutôt un moyen thérapeutique, qui rend des services dans le traitement des rétrécissements de la trompe. Ce serait sortir des bornes de ce manuel que de donner les règles de l'emploi de ce moyen. Je me bornerai à décrire ici la technique du cathétérisme avec les bougies, habituellement très facile, lorsque la sonde a été introduite dans l'ouverture de la trompe et fixée en position. La bougie que l'on a choisie, ayant été trempée dans la vaseline, est glissée dans la sonde et poussée doucement et d'un mouvement continu; on aura eu préalablement le soin de marquer sur la bougie, à l'aide d'un fil ou par tout autre moyen, le point précis qui correspond à la longueur de la sonde, afin de savoir exactement lorsque l'extrémité de la bougie, sortant de la sonde, commence à pénétrer dans le canal de la trompe. A partir de ce moment, on doit pousser la bougie lentement, doucement, s'arrêter au moindre obstacle, pour tâcher de le franchir en faisant exécuter à la bougie un mouvement de rotation, ou en la retirant quelque peu en arrière, pour la pousser de nouveau. Bref, comme dans tous les cathétérismes, il faut se garder de déployer de la force pour franchir l'obstacle. On devra, enfin, se rappeler que la longueur totale de la trompe d'Eustache est en moyenne de 35 millimètres, et par conséquent ne pas enfoncer la bougie au delà de cette limite extrême. Afin d'éviter de dépasser celle-ci, il sera prudent de marquer cette seconde mesure sur la bougie, avant de l'introduire, comme on avait déjà marqué préalablement le point qui correspond à l'entrée de la bougie dans la trompe.

Insufflations d'air dans l'oreille moyenne par l'intermédiaire de la sonde. — C'est surtout en permettant de faire pénétrer de l'air dans l'oreille moyenne, d'une manière beaucoup plus directe que dans les procédés de Valsalva et de Politzer, que le cathétérisme de la trompe d'Eustache rend de grands services pour le diagnostic. Nous verrons également que c'est par le moyen du cathétérisme que l'on peut introduire dans la caisse des agents médicamenteux sous forme liquide ou gazeuse.

On pourrait à la rigueur insuffler de l'air dans la sonde mise en place, à l'aide de la bouche, mais outre divers inconvénients, ce mode d'insufflation ne serait pas assez puissant; aussi convient-il de n'y recourir qu'à défaut d'autres instruments, et il est préférable d'employer le ballon ou la pompe à compression.

La pompe à compression n'est autre chose qu'une pompe foulante qui comprime l'air dans un vaste récipient, d'où part un tube muni d'un robinet et terminé par un embout conique, destiné à être introduit dans l'extrémité libre de la sonde. Cet instrument, qui complique l'arsenal chirurgical, n'est pas absolument indispensable, et le ballon de caoutchouc peut suffire aux besoins de la pratique courante.

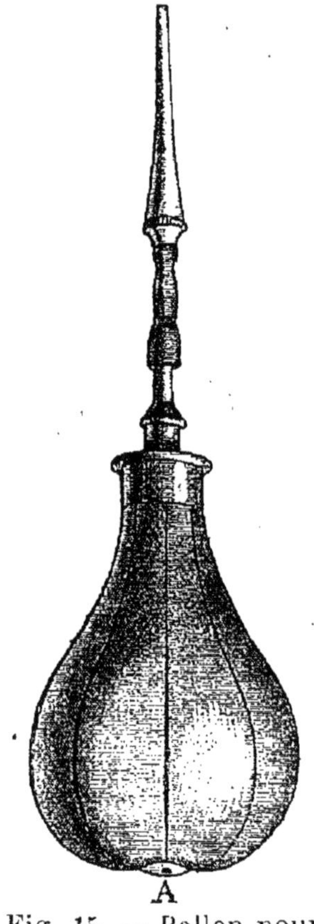

Fig. 15. — Ballon pour l'insufflation d'air dans la caisse.

Ce ballon (fig. 15) est absolument semblable à celui dont nous nous sommes servi pour la douche de Politzer; il suffit, pour l'adapter à l'insufflation d'air par la sonde, de substituer au tube de caoutchouc terminé par une olive, un embout conique qui pourra être introduit à frottement doux dans l'extrémité évasée de la sonde. Depuis longtemps, j'ai fait placer entre l'embout conique et l'armature de la poire un petit tube de caoutchouc, qui a le grand avantage de rompre la continuité entre les deux pièces de l'appareil, en sorte que lorsqu'on comprime vigoureusement le ballon, les mouvements ne se communiquent pas directement à la sonde ; on épargne ainsi aux malades des douleurs assez vives, qu'il est à peu près impossible d'éviter lorsque le ballon et la sonde forment un tout continu ; le moindre mouvement imprimé au ballon se transmettant à l'extrémité de la sonde fixée dans l'embouchure de la trompe.

Lorsqu'on veut administrer une douche d'air avec le ballon, on introduit l'extrémité de l'embout dans l'ouverture externe de la sonde, préalablement placée et maintenue fixée dans une bonne position avec les doigts de la main gauche, comme je l'ai dit précédemment, puis le ballon étant saisi à pleine main, le pouce appliqué sur l'orifice placé au fond du ballon, on comprime vivement et vigoureusement celui-ci, comme pour la douche de Politzer, c'est-à-dire par un mouvement combiné des doigts de la main droite, tendant à se rapprocher les uns des autres, en même temps que le pouce tend à enfoncer pour ainsi dire le fond du ballon. L'air du ballon, ne trouvant d'issue que par l'embout et la sonde qui lui fait suite, pénètre dans la trompe et jusque dans la caisse.

Aussitôt la compression faite, il faut lever rapidement le pouce, afin que l'orifice du ballon se trouvant dégagé, l'air puisse y pénétrer et le remplir, en raison de la force élastique de ses parois. En répétant la manœuvre comme précédemment, on peut donner une nouvelle douche d'air et ainsi de suite.

D'une manière générale et pour éprouver la susceptibilité du malade, il convient de commencer par envoyer de petites quantités d'air ; puis on augmentera la force de la douche, en même temps que la quantité d'air injecté.

Cette recommandation a pour but d'éviter un accident, assez rare à la vérité, et qui consiste dans la *rupture du tympan*. Il est probable qu'il exige pour se produire une altération préalable de la membrane et on peut l'éviter à peu près sûrement en procédant comme je l'ai dit. A ce point de vue, la pompe à compression, qui peut donner une insufflation très puissante, offrirait plus de dangers que le simple ballon, avec lequel il me paraît difficile sinon même impossible de déterminer une compression assez énergique pour rompre une membrane tympanique saine.

Un autre accident plus fréquent, quoique fort

heureusement assez rare encore, est l'*emphysème* consécutif à l'insufflation de l'air par le cathétérisme. Cet emphysème se produit lorsqu'il existe une petite solution de continuité de la muqueuse, au niveau de l'ouverture de la trompe, que cette solution de continuité ait été produite par le bec de la sonde, ou qu'elle résulte de l'existence antérieure d'une ulcération. Dans ces conditions, l'air insufflé par la sonde pénètre dans le tissu cellulaire sous-muqueux, se propage aux parois latérales du pharynx, au voile du palais et envahit rapidement le cou. Quoique certains auteurs prétendent que cet accident a pu déterminer la mort, par suite de la propagation de l'emphysème au larynx, je n'en connais aucun exemple bien authentique. Le plus souvent, au contraire, c'est un accident sans conséquence; mais comme il effraye beaucoup les malades et peut compromettre la réputation de l'opérateur, il convient de l'éviter ou du moins de le rendre aussi léger que possible, dès qu'on s'est aperçu de sa production. Il est vraisemblable que si l'emphysème produit dans ces conditions a jamais causé la mort, c'est que le chirurgien, ignorant la possibilité de cet accident ou ne sachant pas le reconnaître, a continué à insuffler de l'air en grande quantité jusqu'à production de phénomènes graves.

Toutes les fois qu'au moment où l'on pratique l'insufflation, le malade accuse brusquement une douleur vive et cuisante dans la gorge, on doit craindre qu'une certaine quantité d'air n'ait été injectée dans le tissu cellulaire sous-muqueux. On devra donc s'abstenir de toute nouvelle insufflation, et le plus souvent, en effet, en palpant la région latérale du cou, du côté où l'insufflation a été faite, on reconnaîtra la crépitation caractéristique de l'emphysème. En même temps, le malade accusera une sensation de gêne dans la déglutition, des besoins continuels d'avaler, et parfois il sera possible de constater *de visu* un gonflement du pharynx ou des piliers du voile du palais.

On devra craindre l'accident qui nous occupe, dans les cas où il existe des ulcérations de la gorge, car il est possible que des ulcérations sembables existent au-dessus du voile du palais; on devra aussi le redouter lorsqu'on fera une insufflation immédiatement après avoir introduit une bougie à travers la trompe d'Eustache; car il se peut que l'instrument ait légèrement excorié l'ouverture ou le canal de la trompe.

Dans ces conditions, il importe donc de redoubler de prudence, en commençant les insufflations, et de procéder par petits coups, comme je l'ai indiqué précédemment, de manière à suspendre immédiatement si l'accident survenait.

Celui-ci d'ailleurs n'a, ainsi que je l'ai dit, aucune conséquence fâcheuse, et disparaît spontanément, au bout de deux ou trois jours. Ce ne serait que dans le cas où, par suite d'une maladresse impardonnable, le chirurgien aurait insufflé une très grande quantité d'air, en sorte que le gonflement envahissant le pharynx et l'ouverture du larynx déterminerait des accidents de suffocation, qu'il serait indiqué d'intervenir, en pratiquant des mouchetures sur les parties gonflées, soit avec l'ongle, soit avec la pointe d'un bistouri.

Le cathétérisme de la trompe d'Eustache suivi d'insufflation d'air dans la caisse du tympan présente, au point de vue du diagnostic, une supériorité incontestable sur les autres procédés décrits précédemment (*procédés de Valsalva* et *de Politzer*), et constitue le moyen d'exploration de l'oreille moyenne le plus direct et le plus parfait. Il permet, en effet, de reconnaître avec certitude si la trompe et la caisse sont perméables à l'air, si la membrane du tympan et la chaîne des osselets jouissent de leur mobilité normale, si la trompe et la caisse renferment des produits de sécrétion, etc. Mais pour obtenir ces divers renseignements, il ne suffit pas d'insuffler de l'air dans la caisse, il faut encore recourir à d'autres moyens d'exploration complémentaire qu'il nous reste à décrire.

Moyens propres à constater que l'air circule dans l'oreille moyenne. — L'air qui pénètre dans l'oreille moyenne ou qui en sort par la voie de la trompe d'Eustache détermine dans la caisse des changements de pression qui se traduisent par des mouvements de la membrane tympanique et de la chaîne des osselets, mouvements dont le malade peut avoir conscience et que le chirurgien peut apprécier directement. De là deux ordres de renseignements, dont les uns sont fournis par le malade, et les autres recueillis par le chirurgien.

Les premiers sont peu rigoureux et se bornent à une sensation brusque de plénitude, souvent accompagnée d'un ou plusieurs craquements que le malade perçoit dans l'oreille, au moment où la pression intra-tympanique vient à être brusquement modifiée, soit par la sortie (*procédé de Toynbee*), soit par l'entrée d'une certaine quantité d'air (*procédés de Valsalva, de Politzer, cathétérisme suivi d'insufflation*).

Mais, chez beaucoup de malades et surtout chez les enfants, qui rendent mal compte de leur sensation, il est impossible de se fier à ce mode d'investigation qui, d'ailleurs, indiquerait tout au plus si l'air pénètre ou ne pénètre pas dans la caisse, sans fournir d'autres indications. Le chirurgien devra donc recourir à d'autres procédés plus rigoureux et plus parfaits, qui consistent dans l'*exploration de la membrane du tympan* et l'*auscultation de l'oreille.*

Je ne parle pas d'un procédé désigné sous le nom d'*otoscopie manométrique*, qui consiste à étudier les changements de pression intra-tympanique à l'aide d'un petit manomètre introduit dans le conduit auditif. C'est un procédé d'examen assez délicat, qui exige un appareil spécial, et dont on peut parfaitement se passer dans la pratique usuelle.

Exploration de la membrane du tympan. — Si, pendant que l'on examine la membrane du tympan suivant les règles qui ont été indiquées précédemment, on vient à augmenter brusquement la pression de l'air contenu dans la caisse, par un des procédés connus, on constate que la membrane tout entière se porte en dehors; le manche du marteau se déplaçant dans le même sens, paraît plus long, sa petite apophyse moins saillante, enfin le triangle lumineux s'élargit.

Si, au contraire, on produit une raréfaction de l'air contenu dans la caisse, à l'aide du procédé de Toynbee, la membrane du tympan se portant en dedans, le manche du marteau devient plus oblique, sa petite apophyse externe forme au voisinage du pôle supérieur une saillie anormale, le triangle lumineux s'allonge et se rétrécit.

Ces divers changements qui se produisent dans l'aspect de la membrane du tympan sont ceux que l'on constate à l'état physiologique. On comprend qu'ils cessent de se produire, lorsque la trompe n'est pas perméable, ou qu'ils subissent des modifications diverses, selon différents états pathologiques de la caisse et de la membrane tympanique. C'est ainsi que, dans les cas d'adhérences anormales de cette membrane, la douche d'air indiquera les points où existent ces adhérences; dans les cas d'ankylose des osselets, on constatera l'immobilisation du manche du marteau, tandis que la membrane se laisse distendre en avant et en arrière par la douche d'air, etc., etc. On conçoit que je ne puisse entrer dans de plus longs détails sur ce sujet, sous peine de faire le diagnostic des diverses affections de l'oreille moyenne.

Auscultation de l'oreille. — Ce dernier moyen, qu'il nous reste à indiquer, constitue le procédé le plus pratique pour s'assurer si l'air circule dans l'oreille moyenne et pour reconnaître un certain nombre d'affections de la trompe et de la caisse.

Ce mode d'exploration consiste à ausculter l'oreille du malade au moment où l'air circule dans la trompe et dans la caisse du tympan. Pour pratiquer cette auscultation, on se servira d'un instrument auquel Toynbee a donné le nom d'*otoscope*. On pourrait à la rigueur se contenter d'un simple tube de caoutchouc à parois assez épaisses pour ne pas se laisser déprimer.

L'*otoscope de Toynbee* se compose d'un tube en caoutchouc, de 70 à 80 centimètres de long, ter-

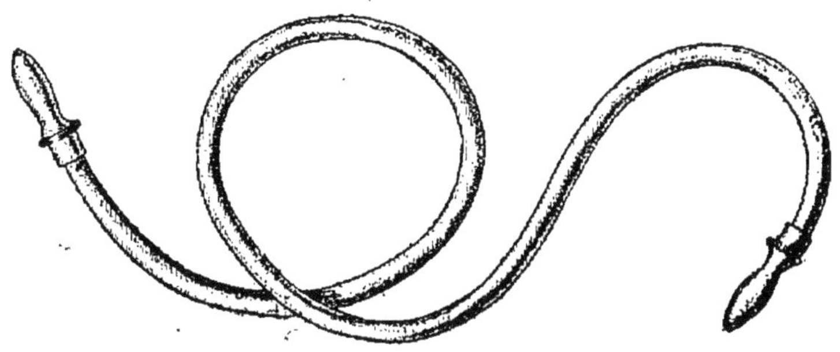

Fig. 16. — Otoscope de Toynbee.

miné à chaque extrémité par un embout olivaire, en ivoire ou en corne ; un de ces embouts est placé dans l'oreille du malade et l'autre dans celle du chirurgien. Il importe que le tube ne soit ni trop long ni trop lourd, de façon à ce qu'il tienne de lui-même une fois mis en place. Enfin on devra avoir soin que, pendant l'exploration, l'otoscope n'ait pas le moindre contact extérieur, ce qui donnerait lieu à des bruits anormaux qui gêneraient l'auscultation.

Lorsque, à l'aide de l'otoscope, on ausculte

l'oreille d'un individu sain, au moment où il avale sa salive, le nez et la bouche étant fermés (*procédé de Toynbee*), on perçoit un léger bruit de craquement, produit par le mouvement de retrait en dedans de la membrane du tympan. Cette expérience indiquera donc seulement que la trompe est perméable et la membrane du tympan mobile.

Mais, pour obtenir des renseignements plus complets, il faut pratiquer l'auscultation de l'oreille au moment où l'on insuffle de l'air dans la caisse par l'un des procédés précédemment décrits.

Or, l'expérience de Valsalva étant souvent mal exécutée par le malade, et la douche de Politzer présentant l'inconvénient de déterminer dans le pharynx, au moment de la déglutition, des bruits très intenses qui masquent ceux qui se passent dans l'oreille, on doit recourir de préférence pour l'auscultation de l'oreille à l'insufflation à l'aide du cathétérisme.

On peut donc dire, en résumé, que pour faire un examen complet de la trompe et de la caisse du tympan, on doit pratiquer le cathétérisme de la trompe, insuffler de l'air par la sonde et ausculter en même temps l'oreille.

Voici en définitive comment on procédera à cet examen (fig. 17) :

Le malade étant placé comme pour le cathétérisme, c'est-à-dire de préférence assis, avec la tête soutenue en arrière, le chirurgien introduit l'un des embouts du tube otoscope dans l'oreille du malade et place l'autre embout dans sa propre oreille du même côté, puis il pratique le cathété-

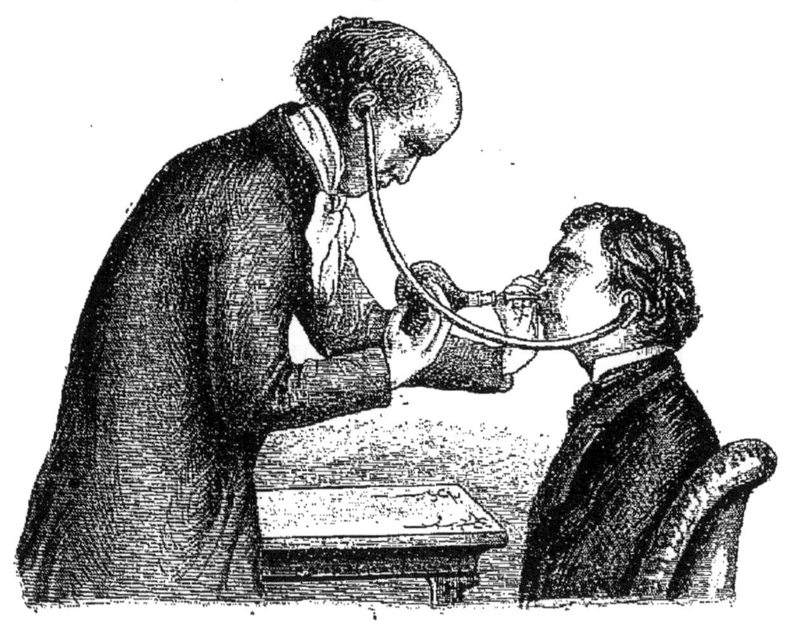

Fig. 17. – Auscultation de l'oreille.

risme selon les règles ; la sonde ayant pénétré dans la trompe et étant solidement maintenue en place, avec les doigts de la main gauche, comme il a été dit, il assujettit l'embout du ballon dans l'ouverture extérieure de la sonde et pousse la douche d'air, en comprimant le ballon de la main droite, suivant les indications précédemment données, en renouvelant cette insufflation autant de fois qu'il le juge convenable.

Lorsque, suivant la technique précédente, on ausculte une oreille saine, au moment où l'on y fait pénétrer une douche d'air, on perçoit avec l'otoscope un bruit particulier, que Deleau a comparé à celui que produit la pluie en tombant sur le feuillage d'un arbre et qu'il a appelé *bruit de pluie*. Cette comparaison est médiocrement heureuse, car le bruit que l'on entend ressemble plutôt à un *bruit de soupape* ou à un *bruit de souffle*, suivant l'expression de Trœltsch.

Les caractères de ce bruit, même à l'état physiologique, varient notablement suivant une foule de circonstances. Lorsqu'on ausculte l'oreille pendant l'expérience de Valsalva, le bruit revêt principalement le caractère d'un bruit de claquement, de soupape, dû au soulèvement brusque de la membrane du tympan qui se porte en dehors.

Avec l'expérience de Politzer, les résultats de l'auscultation sont fort difficiles à recueillir, ainsi que je l'ai déjà dit, en raison des bruits de vibration du voile du palais qui couvrent ceux de l'oreille moyenne. Quoique Politzer prétende qu'on arrive par l'habitude à discerner, parmi les bruits d'auscultation, ceux qui se passent dans la cavité naso-pharyngienne et ceux qui ont leur siège dans l'oreille moyenne, je pense que l'on devra à peu près renoncer à utiliser l'auscultation de l'oreille avec la douche de Politzer.

Avec le cathétérisme, le bruit d'auscultation de l'oreille présente des variations dans sa force et sa netteté, dues à des différences individuelles dans la largeur de la trompe d'Eustache. En outre, les dimensions du cathéter, la position qu'affecte le bec de la sonde par rapport à la trompe, exercent une notable influence sur la hauteur et l'amplitude du bruit d'auscultation. Ordinairement, avec une sonde de petit calibre, le bruit d'auscultation est plus élevé et plus net qu'avec une sonde de large calibre.

Un point plus important à signaler est le suivant: pour les commençants et les personnes encore peu exercées, l'otoscope pourrait révéler un bruit d'auscultation que l'on serait tenté de rapporter à la pénétration de l'air dans la caisse, quoique cette pénétration n'ait pas eu lieu en réalité, soit que l'instrument n'ait pas été introduit dans l'ouverture de la trompe et soit placé seulement dans son voisinage immédiat, ou que, y ayant réellement pénétré, le bec de la sonde soit incliné vicieusement, de sorte que l'air insufflé n'entre que dans la partie la plus large de la trompe, pour revenir aussitôt dans la cavité pharyngienne, sans arriver jusque dans la caisse.

Ce dernier cas se présente assez fréquemment. Mais si le bruit produit par l'insufflation, au voisinage de la trompe ou dans la portion pharyngienne de ce conduit, a une certaine ressemblance avec le bruit de pénétration de l'air dans la caisse, il s'en distingue, cependant, avec un peu d'habitude, en ce que le premier bruit est souvent plus faible, plus étouffé ; de plus, et ceci constitue le caractère différentiel le plus important, ce bruit paraît beaucoup plus éloigné, tandis que le bruit qui se produit réellement dans la caisse semble se passer, pour ainsi dire, dans l'oreille de l'observateur. Il suffit d'un peu d'habitude pour faire facilement cette différence, et je conseille aux débutants de produire volontairement les deux sortes de bruits, en déplaçant la sonde lorsqu'elle a été introduite dans la trompe et en faisant des insufflations d'air dans ces deux conditions.

On comprend tout le parti que l'on peut tirer de l'auscultation de l'oreille pour le diagnostic des maladies de la trompe et de la caisse du tympan. Car les bruits d'auscultation doivent nécessairement varier, suivant le degré de perméabilité de la trompe, suivant l'état de sécheresse ou d'humidité de la muqueuse tubaire et tympanique, suivant que la membrane du tympan est intacte ou perforée, épaissie, immobilisée, etc., etc.

Je ne saurais insister davantage sur ce point, sans entrer dans l'étude de la séméiologie des affections de l'oreille moyenne, ce qui nous entraînerait en dehors de notre sujet.

III. — **Exploration de l'état de la fonction auditive.**

Dans cette exploration, le chirurgien se propose de déterminer si les ondes sonores se transmettent normalement à travers les différentes parties de l'appareil auditif. Or, comme ces vibrations arrivent à l'organe central, non seulement par l'air, mais encore par l'intermédiaire des os du crâne, il est nécessaire d'examiner successivement la faculté de perception pour les ondes sonores transmises par l'air, et la perception des sons par les os de la tête.

Dans le premier mode d'exploration, on peut jusqu'à un certain point apprécier l'état de la fonction auditive, d'après la distance à laquelle le sujet perçoit le son de la voix, et d'après l'effort nécessaire pour qu'il entende la parole. Ce moyen, tout imparfait qu'il soit, est cependant presque le seul qui puisse être mis en usage avec les enfants ou certains sujets très bornés.

Pour employer ce mode d'exploration, on aura soin que le malade ne voie pas le mouvement des lèvres, qui suffirait parfois pour lui faire deviner la question qu'on lui adresse ; le chirurgien devra donc se placer de côté ou même derrière le malade ; puis il lui adressera quelques questions banales, en l'obligeant à lui répondre ou à les répéter textuellement. On pourra commencer par parler sur le ton ordinaire de la conversation, puis élever ou abaisser graduellement la voix, jusqu'à employer le chuchotement aussi faible que possible. Pour faire l'examen complet, il sera bon de répéter les mêmes expériences, en s'éloignant et se rapprochant de l'oreille du malade. Il va sans dire que l'examen devra porter successivement sur chaque oreille, en prenant la précaution de fermer hermétiquement avec le doigt mouillé l'oreille qui n'est pas l'objet de l'exploration.

Dans le but d'obtenir des renseignements plus précis, on s'est efforcé de construire divers appareils plus ou moins compliqués, désignés sous le nom d'*acoumètres*. Jusqu'à ce jour, aucun de ces instruments ne peut être considéré comme parfait, et d'ailleurs dans la pratique courante, on peut se contenter, pour l'examen de l'état de l'ouïe, de la *montre* et du *diapason*.

La première montre venue peut servir à déterminer la portée auditive ; mais il est préférable d'en choisir une qui ait un tic-tac fort, net et métallique ; les montres à cylindre conviennent mieux que les montres à ancre. Il est nécessaire, bien entendu, de déterminer à l'avance à quelle distance la montre cesse d'être perçue avec netteté par une oreille saine.

Ceci posé, pour apprécier le degré de sensibilité auditive, la montre étant d'abord tenue éloignée de l'oreille du malade à la distance de la portée normale, on la rapproche graduellement, jusqu'à ce que le malade accuse la perception nette du tic-tac. A l'aide d'un ruban métrique, on comprend qu'on puisse ainsi évaluer en chiffres la distance de la portée auditive.

Ce procédé est bien préférable à celui qui consiste à appliquer d'abord la montre contre l'oreille et à l'éloigner ensuite jusqu'à ce qu'elle cesse d'être nettement perçue. Le malade, en effet, conservant le souvenir de l'impression reçue, accuse presque toujours une sensation auditive prolongée, et fournit ainsi des renseignements inexacts.

Il importe, si l'on veut éviter des erreurs d'appréciation, de recommander au malade qu'il indique seulement lorsqu'il entendra très nettement, très distinctement, le tic-tac de la montre. Il est aussi très utile de faire des expériences comparatives, de s'assurer que le malade ne fournit pas d'indications fausses, et un bon moyen pour acquérir la certitude sur la valeur des données fournies par le malade, consiste à placer la montre hors de la portée normale, et à lui demander s'il entend le tic-tac.

Enfin, on devra toujours prendre la précaution de faire fermer les yeux au malade ou de lui cacher avec la main la situation de la montre, pendant la durée de l'exploration.

Ces détails, qui peuvent paraître bien minutieux, ont, cependant, une grande importance pratique ; car on ne saurait croire combien les malades, même les plus intelligents, fournissent des renseignements inexacts, dans l'exploration de la portée auditive avec la montre, et il importe de se mettre à l'abri de ces causes d'erreur, en plaçant le sujet dans l'impossibilité de se tromper ou de tromper le chirurgien.

Le *diapason* pourra être employé de la même façon que la montre, et son usage sera même indispensable pour un examen complet de la fonction auditive. On devra alors avoir à sa disposition des diapasons accordés à des tons différents. Car il ne suffit pas de déterminer à quelle distance le son est perçu, mais il faut encore s'assurer si le malade entend également des sons de différentes hauteurs et correspondant à un nombre de vibra-

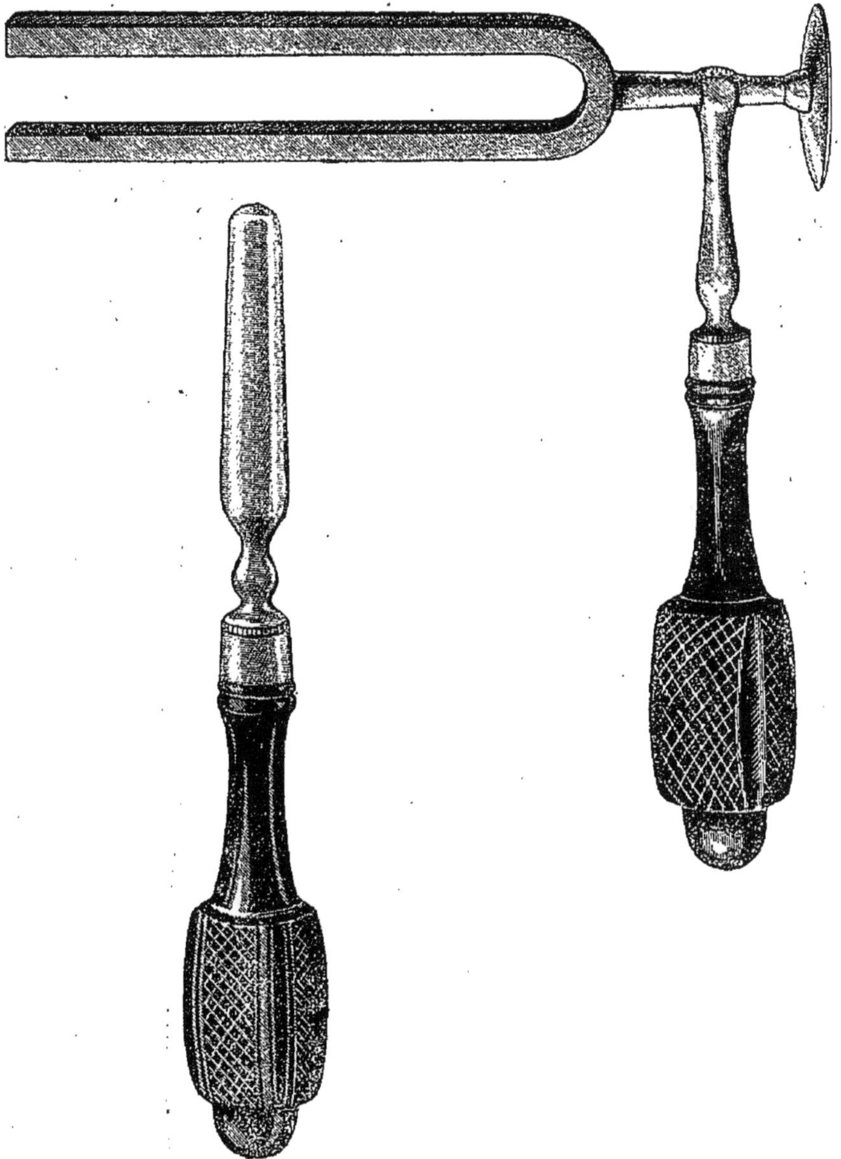

Fig. 18. — Diapason avec son archet.

tions connu. En effet, il existe certaines surdités

partielles soit pour les sons élevés, soit pour les sons graves, dont on ne peut apprécier le degré qu'à l'aide de diapasons de hauteurs différentes.

L'exploration de la fonction auditive devra être complétée, comme je l'ai dit, par l'*examen du mode de perception des sons transmis par les os du crâne.*

Pour comprendre comment ce mode d'examen peut servir pour le diagnostic et le pronostic des maladies des oreilles, il est nécessaire de rappeler très brièvement certaines données physiologiques.

Lorsqu'un corps sonore est mis en contact avec les os du crâne, une partie des vibrations est transmise directement à l'épanouissement du nerf auditif par le squelette, mais une autre partie n'arrive à l'oreille interne qu'après avoir passé des os du crâne sur la membrane du tympan et sur la chaîne des osselets.

Un autre fait également acquis par l'expérience, c'est que l'on entend beaucoup mieux le son d'une montre ou d'un diapason appliqué sur un point du crâne, lorsqu'on se bouche légèrement avec la pulpe d'un doigt les orifices des conduits auditifs. Si l'on ne bouche qu'une seule oreille, les vibrations de la montre ou du diapason seront entendues avec beaucoup plus de force de ce côté.

On s'accorde assez généralement pour donner de

ce fait, en apparence singulier, l'explication suivante, qui est basée sur la notion physiologique que j'ai rappelée précédemment : les ondes sonores transmises par les os du crâne à la membrane du tympan et à la chaîne des osselets se partagent en deux courants opposés ; les unes se dirigeant ne dedans vers l'oreille interne, les autres tendant vers l'extérieur. Or ces dernières rencontrant un obstacle à leur écoulement au dehors, sont réfléchies de dehors en dedans vers l'oreille interne et produisent ainsi un renforcement du son.

La conclusion pratique à tirer de ces faits et du mode d'exploration en question, c'est que toutes les fois qu'il existe un obstacle à la transmission des ondes sonores, aussi bien de dehors en dedans que de dedans en dehors, par suite d'une condition anormale existant soit dans le conduit auditif, soit dans l'appareil conducteur du son (oreille moyenne), les vibrations transmises par les os du crâne devront être renforcées et produire une impression plus forte sur l'expansion du nerf acoustique.

Lors donc que, chez un malade atteint de surdité, le son de la montre ou mieux du diapason appliqué sur les os du crâne est beaucoup plus fortement perçu du côté affecté si la surdité est unilatérale, ou du côté le plus malade si elle est double, mais d'inégale intensité, il est permis de conclure que le labyrinthe est intact et que l'affection siège dans un des points de l'appareil conducteur du son (conduit auditif, membrane du tympan, caisse). Si, au contraire, le sujet entend mieux le diapason du côté normal ou du côté le moins malade, on peut affirmer jusqu'à un certain point que le nerf acoustique est directement atteint et qu'il existe une affection labyrinthique, soit primitive, soit secondaire. La présomption sera plus grande encore si la fermeture du conduit auditif avec le doigt, loin d'accroître la sensibilité auditive du côté malade, en diminue l'intensité.

On comprend comment les renseignements fournis par l'étude du mode de perception des sons par les os du crâne peuvent être d'une très grande utilité non seulement pour le diagnostic du siège des lésions, mais encore et surtout pour le pronostic, puisque ce mode d'examen permettra souvent d'établir que la surdité provient d'une lésion nerveuse centrale ; et l'on sait que l'on est à peu près désarmé contre la surdité due à une semblable cause.

CHAPITRE II

PRINCIPAUX MOYENS DE TRAITEMENT DES MALADIES DES OREILLES.

J'examinerai dans ce chapitre les principaux moyens de traitement qui conviennent soit aux maladies de l'oreille externe et de la caisse du tympan et qui sont applicables par la voie du conduit auditif, soit aux maladies de l'oreille moyenne et qui sont applicables par la voie de la trompe d'Eustache.

I. — **Moyens de traitement applicables par le conduit auditif externe.**

Ces moyens, ainsi que je l'ai dit, s'emploient soit dans les maladies du conduit auditif externe, soit dans les maladies de la caisse du tympan le plus souvent avec perforation de la membrane tympanique. Ils comprennent : 1° les *injections* ou *irrigations;* 2° les *instillations;* 3° les *fumigations;* 4° les *insufflations de poudres;* 5° les *attouchements directs* (*badigeonnages*, *cautérisations*).

1° *Injections. Irrigations.*

Les injections ou irrigations sont à peu près indispensables dans le traitement de la plupart des affections du conduit auditif externe et dans celui des affections de la caisse, lorsque la membrane tympanique est perforée ou détruite.

Les irrigations peuvent remplir deux buts différents ; tantôt elles agissent mécaniquement, pour provoquer la sortie d'un corps étranger venu du dehors ou pour débarrasser l'oreille externe ou la caisse des divers produits de sécrétion qui peuvent s'y accumuler (amas de cérumen, exsudats divers, pus, etc.) ; tantôt elles sont censées exercer une action thérapeutique, par suite de l'emploi de diverses substances médicamenteuses, qui entrent dans leur composition. On ne doit pas beaucoup compter sur cette dernière façon d'agir des irrigations, en raison de leur contact très passager avec les parties malades. Ces irrigations n'exercent pas moins une action thérapeutique des plus utiles, dans les diverses variétés d'otorrhées, en prévenant le séjour dans la profondeur de l'oreille et l'altération putride du pus incessamment sécrété, ainsi que les conséquences plus ou moins graves de ce séjour et de cette altération putride. En outre, les parties malades, ainsi débarrassées par l'irrigation des produits de sécrétion qui les recouvrent, peuvent être mises en contact direct avec des substances médicamenteuses plus ou moins actives qu'on leur applique sous formes diverses.

En raison de l'utilité incontestable et de l'emploi si fréquent des irrigations dans le traitement des maladies des oreilles, j'insisterai longuement sur leur technique, sans craindre d'entrer dans de minutieux détails.

D'après ce que j'ai dit sur le peu d'action thérapeutique des irrigations, envisagées comme agents médicamenteux, on comprendra que je n'attache pas une grande importance à la composition du liquide de l'injection ; toutefois, on pourra, selon les cas, faire les irrigations avec des décoctions émollientes et narcotiques, avec des solutions astringentes, désinfectantes, etc., etc. Le plus souvent, on se servira d'eau simple, préalablement bouillie, et dans laquelle on pourra faire dissoudre une cuillerée de sel marin par litre, dans les cas où il s'agit d'otorrhée provenant de la caisse, afin de prévenir l'action de l'eau sur l'épithélium du tympan.

Une précaution de la plus haute importance et qui s'applique à toute irrigation dans l'oreille, quel que soit le but qu'elle est destinée à remplir, c'est de ne jamais se servir de liquide froid, mais d'employer toujours un liquide tiède et même chaud.

Quant à l'instrument propre à l'irrigation, il faut que cet instrument permette d'injecter une assez grande quantité de liquide (1/2 à 1 litre), qu'il soit doué d'une assez grande force de projection, mais susceptible d'être modérée et graduée à la volonté de l'opérateur, enfin qu'il donne lieu à un écoulement continu, sans secousse. J'indique ces conditions générales d'un bon instrument pour les irrigations auriculaires, afin que, dans la liste assez nombreuse des injecteurs proposés dans ce but, on puisse de suite en éliminer un certain nombre qui ne présentent pas ces trois conditions réunies.

Parmi les instruments les plus à la portée des malades ou des médecins, les deux que je recommande plus spécialement sont : la *seringue à hydrocèle* ordinaire et l'*irrigateur Éguisier*. Je n'ai besoin de décrire ni l'un ni l'autre. Je dirai seulement que la seringue à hydrocèle dont on se servira doit avoir un embout à ouverture assez large, contrairement à certains embouts, percés d'une ouverture très fine, qui donne un jet filiforme, susceptible de provoquer des douleurs et même des lésions du tympan, lorsqu'il est lancé avec force.

Pour l'irrigateur, la crémaillère doit bien fonctionner, de façon à ce que le jet de l'instrument arrive à être assez puissant lorsque le robinet est

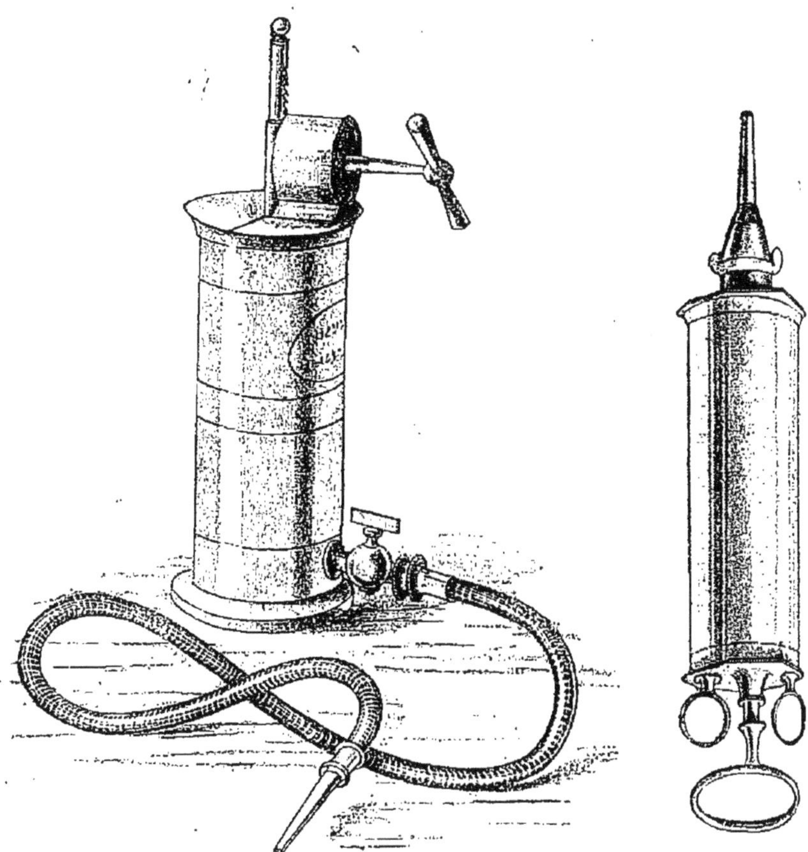

Fig. 19. — Irrigateur Éguisier.

Fig. 20. — Seringue à hydrocèle.

complètement ouvert. Enfin, à l'extrémité du tube de caoutchouc qui part du corps de l'instrument on adaptera un embout en gomme, assez fin pour pouvoir pénétrer dans le conduit auditif, sans l'obturer complètement, et dont l'ouverture doit présenter les conditions que j'ai réclamées pour l'embout de la seringue à hydrocèle, c'est-à-dire que cette ouverture doit être suffisamment large, pour donner un jet de liquide relativement assez gros.

En ce qui concerne le manuel opératoire, il semble que rien ne soit plus facile que de bien donner une irrigation dans l'oreille. C'est là une grave erreur, et on pourrait dire qu'il est extrêmement difficile dans la pratique d'obtenir que les irrigations dans les oreilles soient administrées d'une manière convenable, soit par les malades ou leur entourage, soit même par les médecins. J'ai vu maintes et maintes fois des personnes qui s'administraient elles-mêmes ou à qui on administrait des irrigations deux ou trois fois par jour, depuis des semaines ou des mois, et chez lesquelles le liquide de l'injection n'avait probablement jamais dépassé la moitié externe du conduit auditif, sans jamais pénétrer jusqu'au fond de l'oreille.

Je ne saurais donc trop insister sur ce fait, et je recommande aux étudiants et aux praticiens de s'exercer à pratiquer d'une manière convenable les irrigations dans les oreilles, afin de fournir aux malades les instructions nécessaires. Il est, en effet, de la plus haute importance pratique que le médecin, outre ce qui concerne la température de l'irrigation et la nature de l'instrument à employer, montre au malade ou plutôt à son entourage la technique de l'irrigation, et s'assure par lui-même que celle-ci est administrée suivant les règles qu'il me reste à indiquer.

Et d'abord, sauf de bien rares exceptions, le malade ne doit pas faire lui-même l'irrigation; même avec l'irrigateur Éguisier, qui semblerait permettre au malade de s'administrer l'irrigation sans le secours d'un aide, il est préférable et le plus souvent même indispensable, que l'injection soit donnée par une autre personne.

Le malade devra être assis; afin d'éviter qu'il ne soit mouillé, on garnira le côté du cou et l'épaule correspondante à l'oreille malade avec une serviette épaisse, une alèze, puis on placera immédaitement au-dessous de l'oreille une cuvette, un bassin quelconque, à bords amincis, en ayant soin d'appliquer le bord du vase, au-dessous du lobule de l'oreille et immédiatement sur la peau du cou, sans interposition de la serviette ou de l'alèze; c'est le seul moyen d'éviter que le liquide vienne mouiller le malade.

Quelques auteurs, Toynbee en particulier, ont préconisé l'usage d'une sorte de gouttière, placée au-dessous de l'oreille et fixée au crâne par un ressort, et qui conduit directement le liquide sortant de l'oreille dans le vase placé au-dessous. En prenant les précautions précédentes, ce petit instrument spécial devient inutile.

La cuvette étant placée comme je l'ai dit, et tenue par un assistant ou par le malade lui-même, le chirurgien saisit entre le pouce et les autres doigts de la main gauche le pavillon de l'oreille et l'attire fortement en haut et en arrière. Cette manœuvre, indispensable pour la bonne administration de l'irrigation, a pour effet de redresser la courbure normale du conduit, et de rendre celui-ci rectiligne, ce qui permet au liquide de pénétrer jusqu'au fond. Dans ces conditions, le chirurgien procédera à l'irigation proprement dite, en maniant de la main droite l'instrument injecteur (seringue ou irrigateur Éguisier) préalablement rempli de liquide à la température convenable. Tout le monde connaît le maniement de la seringue à anneaux, de même que celui de l'irrigateur Éguisier. Deux points seulement méritent l'attention, dans ce qu'il nous reste à dire de l'administration de la douche, ce sont : la *force* et la *direction* du jet de liquide.

Avec la seringue, on peut obtenir une force de projection considérable et proportionnée à l'effort musculaire que l'on déploie avec la main. Lorsqu'on fait usage de l'irrigateur, on gradue la force du jet en ouvrant plus ou moins le robinet adapté au tube de l'appareil.

D'une manière générale, dans toute irrigation de l'oreille, on doit commencer par un jet de médiocre intensité et augmenter peu à peu celle-ci. D'ailleurs, le degré de force à employer varie suivant le but que l'on se propose, suivant la nature de la maladie. S'il s'agit de provoquer la sortie d'un corps étranger, on peut arriver graduellement à donner au jet de liquide toute la force que l'on est capable de déployer.

Dans les otorrhées, lorsqu'il existe, comme c'est le cas le plus fréquent, une perforation de la membrane du tympan, le jet de liquide, tout en étant encore assez fort, doit être cependant plus modéré. C'est plutôt, dans ces cas, par la manière dont on dirige le jet que par la force, qu'on arrivera à atteindre le but, c'est-à-dire à nettoyer complètement l'oreille.

D'ailleurs, on devra prendre en sérieuse considération les sensations éprouvées par le malade et se souvenir qu'une irrigation convenablement donnée ne doit pas être douloureuse.

La *direction du jet de liquide* a une très grande importance. L'extrémité de l'embout de la seringue ou de l'irrigateur étant introduite dans le conduit auditif ne doit pas être enfoncée de plus de 1 centimètre environ et légèrement inclinée vers une paroi, mais sans la toucher (vers la paroi supérieure de préférence), de manière que le jet de liquide vienne frapper cette paroi vers son tiers interne, et n'arrive pas directement sur la membrane du tympan ou la paroi labyrinthique de la caisse, lorsque la membrane fait défaut. En négligeant cette précaution, on s'exposerait à provoquer certains accidents, dont il va être bientôt parlé, et que l'on met met sur le compte de l'irrigation, tandis qu'ils tiennent uniquement à ce que celle-ci a été maladroitement pratiquée.

En raison des difficultés que l'on éprouve si souvent dans la pratique à obtenir que les irrigations auriculaires soient bien faites, j'ai eu l'idée de faire construire un petit appareil, à l'aide duquel l'irrigation puisse être administrée comme il convient, sans que la personne qui en est chargée ait à observer de bien grandes précautions.

Cet instrument (fig. 21 et 22) se compose d'un petit tube conique A, analogue au spéculum de Toynbee, mais moins long de moitié. Il est partagé par une cloison longitudinale, en deux parties : la supérieure, plus petite, se continue en dehors sous forme d'un tube B, dirigé vers le haut et sur lequel se fixe un tube de caoutchouc; la partie inférieure D, plus large, se termine au dehors par un prolongement C, en forme de gouttière recourbée par en bas.

L'instrument étant introduit dans l'oreille

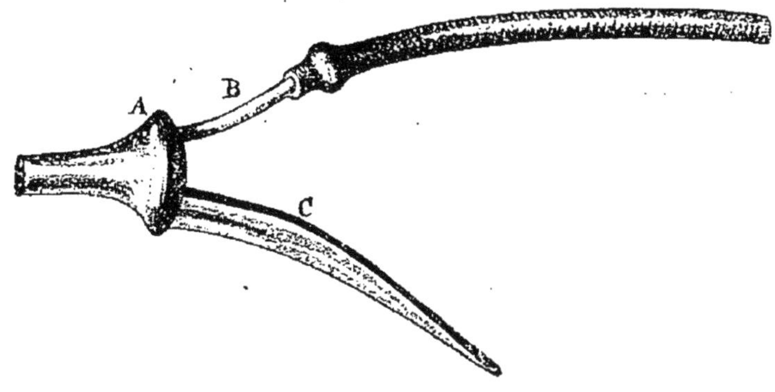

Fig. 21. Instrument pour les irrigations dans l'oreille.

comme le spéculum, c'est-à-dire en ayant le soin

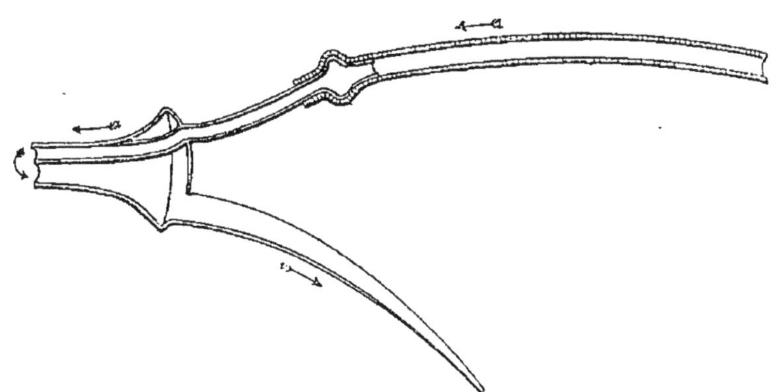

Fig. 22. — Coupe de l'instrument.

de tirer le pavillon en arrière et en haut, et placé dans une situation telle que le tube de caoutchouc réponde en haut et la gouttière en bas, si l'on vient, avec une seringue ordinaire dont l'embout terminal est insinué dans le tube de caoutchouc, à pousser doucement une injection, le liquide suivant le tube supérieur de l'instrument, est de suite amené dans les parties profondes de l'oreille ; puis après les avoir balayées, en entraînant les produits de sécrétion, il s'engage dans le tube inférieur et sort par la gouttière terminale, pour tomber dans une cuvette placée au-dessous. On se rendra facilement compte de la direction du jet de liquide en examinant la coupe de l'instrument représentée figure 22.

On ne doit pas craindre que le jet de liquide qui sort par le tube supérieur vienne frapper trop directement et trop fort la membrane du tympan ou la paroi interne de la caisse, si la membrane est détruite; car le tube supérieur est légèrement infléchi vers le haut, au voisinage de son extrémité terminale, en sorte que le jet de liquide qui en sort tend à frapper la paroi supérieure du conduit auditif osseux.

Il va sans dire que l'instrument ne pourrait servir dans les cas de corps étrangers ou de concrétions solides ou demi-solides un peu volumineuses ; le tube inférieur par ses dimensions ne permettrait pas de les évacuer. L'irrigation se fait, au contraire, dans la perfection et produit un lavage complet des parties profondes de l'oreille, lorsqu'il s'agit d'enlever des sécrétions muco-purulentes ou même des concrétions de médiocre consistance et qui peuvent passer par le tube inférieur. Après avoir maintes fois expérimenté ce petit appareil, je crois pouvoir en recommander l'usage, tout en conseillant, cependant, de donner la préférence à l'irrigation pratiquée suivant les règles prescrites précédemment, et qui convient à tous les cas, sans exiger l'emploi d'un instrument spécial.

L'irrigation peut donner lieu à quelques *accidents*, qui presque toujours sont dus à une administration défectueuse. Sans parler de la *douleur*, que j'ai déjà signalée et qui est le plus souvent imputable à l'opérateur, on voit assez souvent les malades accuser des *vertiges* plus ou moins violents, parfois suivis de *vomissements* ou de *syncope*.

Ces accidents reconnaissent pour causes soit la température froide du liquide, soit l'action directe d'un jet trop intense, qui vient frapper la membrane du tympan ou la paroi labyrinthique, lorsque la membrane est détruite.

Il suffit le plus ordinairement, pour éviter ces troubles nerveux, de faire usage d'un liquide chaud, et de donner l'injection avec moins de force et en suivant les règles précédemment prescrites.

Cependant, il faut savoir que certains sujets sont à cet égard d'une susceptibilité extrême, et qu'on parvient tout au plus à atténuer les accidents, sans pouvoir les prévenir entièrement; c'est principalement chez ces malades qu'il importe de faire toujours les irrigations dans la position assise.

On a accusé les irrigations de produire des *ruptures de la membrane tympanique*. Mais cet accident ne me paraît possible que dans deux conditions : 1° lorsque la membrane est atteinte d'altérations de structure capables de diminuer très notablement sa résistance; 2° lorsque le liquide de l'irrigation est projeté avec une force considérable, comme celle qui est développée par les pompes à compression dont se servent certains spécialistes.

On évitera donc à peu près sûrement la rupture du tympan en proscrivant l'usage de ces pompes à compression et de tout autre instrument doué d'une force considérable et que l'on ne peut graduer à volonté; en ayant la précaution, dans les cas de lésion de la membrane tympanique, de pousser le liquide de l'irrigation avec une grande douceur et très graduellement; enfin en suivant exactement les règles prescrites précédemment, c'est-à-dire en évitant de diriger le jet de liquide dans l'axe même du conduit, afin qu'il ne vienne pas frapper directement la membrane tympanique.

Beaucoup de malades, atteints de perforation de la membrane du tympan, s'étonnent et même s'effrayent de voir quelquefois le liquide de l'irrigation s'écouler dans les fosses nasales et dans la gorge. Ce phénomène, loin de constituer un accident de l'irrigation, peut être le plus souvent considéré comme une preuve qu'elle est bien administrée et qu'elle lave ainsi d'une manière très complète la caisse et la trompe.

Après l'irrigation, on devra autant que possible provoquer la sortie du liquide et dessécher complètement l'oreille. Dans ce but, on fera pencher la tête du malade du côté correspondant, en même temps qu'on abstergera le conduit avec un petit tampon de coton hydrophile porté sur une pince ou sur un stylet, ainsi que nous l'indiquerons plus tard. Ce dessèchement complet du fond de l'oreille doit être exclusivement pratiqué par le chirurgien et ne doit jamais être confié au malade ou à ceux qui l'assistent; on doit, au contraire, proscrire l'introduction de tout corps étranger dans l'intérieur du conduit, soit pour absorber les liquides, soit pour provoquer la sortie d'un corps étranger.

En l'absence du chirurgien, le malade devra donc se contenter, l'irrigation finie, de maintenir la tête fortement inclinée du côté correspondant, en absorbant avec un linge sec et fin ou avec de l'ouate hydrophile le liquide, à mesure qu'il s'écoule par l'ouverture extérieure du conduit.

D'une manière générale, il est bon de prescrire au malade, surtout pendant la saison froide, de ne pas s'exposer à l'air extérieur immédiatement après une irrigation, et de lui faire porter un bouchon de coton hydrophile.

2° *Instillations. Bains d'oreilles.*

Les instillations jouent pour l'oreille le même rôle que les *collyres* pour l'œil, c'est dire qu'elles ont une action thérapeutique beaucoup plus énergique que les irrigations.

Tandis que les *instillations*, comme leur nom l'indique, consistent dans l'introduction de quelques gouttes d'un liquide médicamenteux dans le conduit auditif, le *bain d'oreille* implique l'usage d'une quantité plus considérable de liquide, remplissant à peu près complètement le conduit.

D'une manière générale, toute instillation ou tout bain d'oreille doit être précédé d'une irrigation, destinée à laver les parties profondes et à permettre que le liquide instillé se trouve en contact direct avec les parties malades. Cette prescription, si souvent négligée, a une importance capitale dans la pratique.

Une autre précaution générale qu'on ne doit pas omettre, c'est que les instillations ou les bains d'oreilles qui succèdent aux irrigations chaudes doivent être également faits avec des liquides chauds.

Quoique plus faciles à pratiquer que les irrigations, les instillations exigent encore, pour être convenablement faites, certains soins particuliers.

Le choix de l'instrument n'a pas grande importance : on pourra se servir soit d'une petite seringue, soit d'un compte-gouttes, soit d'une petite cuiller.

Le malade sera couché, la tête reposant à plat sur l'oreille du côté opposé où l'instillation va être faite. Puis on versera doucement le liquide dans l'oreille, soit qu'il s'agisse de quelques gouttes seulement (*instillation*), soit que l'on remplisse complètement le conduit (*bain d'oreille*). On aura la précaution, au moment où le liquide est versé dans le conduit, de redresser la courbure de celui-ci en tirant le pavillon en haut et en arrière, comme pour l'irrigation. Grâce à ce redressement, le liquide pénètre plus rapidement et plus sûrement jusqu'au fond de l'oreille.

Le malade devra rester dans la situation indiquée pendant un temps variable, de 5 à 10 minutes en général, puis il provoquera la sortie du liquide, comme nous l'avons dit précédemment, à propos des irrigations.

Dans les cas assez nombreux où il existe une perforation de la membrane du tympan, on peut employer la petite manœuvre suivante qui, lorsqu'elle réussit, a pour effet de faire pénétrer le liquide de l'instillation jusque dans la trompe.

Lorsque l'oreille est plus ou moins remplie du liquide médicamenteux, le malade restant toujours couché sur l'oreille du côté opposé, exécute l'expérience de Valsalva jusqu'à ce que l'air refoulé à travers la trompe ait traversé la couche de liquide que contient la caisse et soit venu éclater, sous forme de bulles, dans le fond du conduit. Le liquide, prenant alors la place de l'air, s'engage dans le conduit de la trompe et vient souvent couler dans la gorge. Il faut bien savoir que cette petite manœuvre ne réussit pas toujours, en raison du gonflement de la muqueuse de la caisse ou de la trompe ou de toute autre cause d'obstruction de cette dernière.

A la suite des instillations, il ne sera pas nécessaire de chercher à obtenir un desséchement complet des parties profondes de l'oreille; il pourra même parfois être utile de laisser une petite quantité de liquide médicamenteux, dont l'action thérapeutique persiste ainsi plus longtemps. Après l'instillation, le malade devra obturer l'oreille avec un bouchon d'ouate hydrophile.

3° *Fumigations.*

Je m'arrêterai peu sur ce moyen de traitement dont la technique ne présente aucune difficulté. Comme on le sait, les fumigations consistent à diriger dans le conduit auditif des vapeurs chaudes et produites soit par de l'eau simple, soit par de l'eau chargée de principes médicamenteux, ou même des vapeurs provenant de substances volatiles (éther, chloroforme).

On peut les pratiquer : tantôt en plaçant l'oreille au-dessus d'un vase quelconque renfermant le liquide d'où se dégagent les vapeurs; tantôt en dirigeant plus directement les vapeurs, à l'aide d'un tube que l'on introduit dans le conduit auditif. On réalise ce dernier mode d'application d'une manière assez simple, en se servant d'un entonnoir renversé, avec lequel on coiffe le vase renfermant le liquide, et dont l'extrémité conique est munie d'un tube de caoutchouc que l'on place dans l'oreille.

Enfin, on pourra également utiliser pour ces fumigations l'appareil que je décrirai plus tard pour les fumigations dans les fosses nasales et dans l'oreille moyenne au moyen de la sonde placée dans la trompe d'Eustache (voy. p. 97, fig. 24).

On devra prendre les plus grandes précautions pour éviter les brûlures, et à la suite des fumigations, il faudra se garder de s'exposer à l'air froid et avoir soin de garnir l'oreille d'un bouchon d'ouate.

D'ailleurs les fumigations par le conduit auditif, préconisées par certains spécialistes, ne me paraissent pas avoir une grande utilité pratique.

4° *Insufflations de poudres.*

Je pourrais répéter, à propos des insufflations de poudre dans le conduit auditif, ce que je viens de dire des fumigations. Ce moyen de traitement me paraît même présenter de nombreux inconvénients dans la pratique. J'en dirai donc très peu de chose.

On devra généralement faire précéder l'insufflation d'un lavage complet de l'oreille, puis après avoir évacué le liquide et bien asséché le conduit, on redressera celui-ci en tirant le pavillon en haut et en arrière ou en appliquant le spéculum. Prenant ensuite dans un tuyau de plume ou un tube de verre une petite quantité de poudre à insuffler et dont la composition varie suivant le but thérapeutique, on la projettera brusquement dans le conduit, en soufflant avec la bouche ou une poire en caoutchouc. On a construit à cet usage de petits insufflateurs analogues à ceux dont on se sert pour la gorge.

5° *Attouchements directs.* (*Badigeonnages. Cautérisations*).

Dans un grand nombre d'affections du conduit auditif ou de la caisse du tympan, il est parfois très utile de porter directement sur les parties malades certaines substances médicamenteuses plus ou moins actives, et dont l'effet, par conséquent, doit être rigoureusement localisé au point malade. Ces attouchements directs, qui sont souvent pratiqués avec des caustiques, doivent être faits avec une grande délicatesse et en s'aidant toujours du spéculum et d'un bon éclairage.

Dans tous les cas, je conseille de se servir d'un petit bourdonnet de coton hydrophile, dont on peut à son gré modifier la forme, le volume, et qui est maintenu à l'extrémité d'un instrument délié.

On a construit, dans ce but, des pinces spéciales, mais parmi les instruments dits *porte-coton*, *porte-*

ouate, le plus simple et le plus convenable est le suivant, que l'on peut préparer soi-même ; on prendra un stylet de trousse ordinaire, en acier et de moyen calibre, dont on aplatira et rayera avec une lime l'extrémité boutonnée, en forme de spirale ou de pas de vis, sur une longueur de 1 à 2 centimètres. En plaçant une petite lamelle d'ouate peu épaisse sur l'index, puis appliquant sur cette lamelle l'extrémité du stylet, on tourne celui-ci de gauche à droite, et on enroule aussi l'ouate autour de l'instrument en formant une sorte de bouchon allongé, en forme de pinceau effilé et qui dépasse de quelques millimètres l'extrémité du stylet. Il suffit de faire exécuter à celui-ci un mouvement de rotation de droite à gauche pour détacher le coton.

On pourrait, dans le même but, se servir de petits pinceaux de blaireau ; mais ceux-ci sont certainement inférieurs aux tampons d'ouate préparés comme je l'ai dit et dont on peut multiplier le nombre autant qu'on le désire.

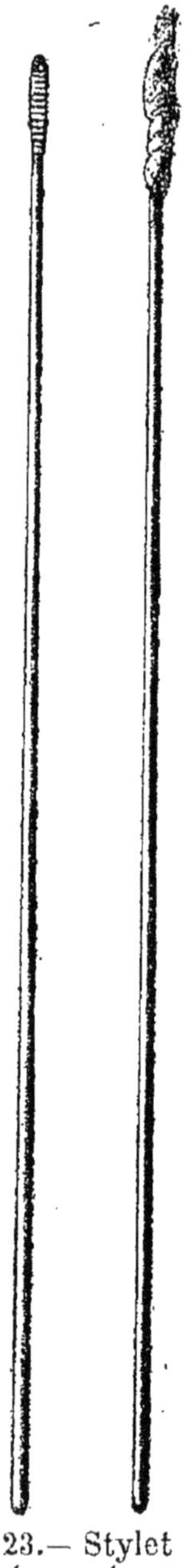

Fig. 23.— Stylet porte-ouate.

Ayant donc disposé autour de l'extrémité du porte-coton un petit bourdonnet de forme et de volume appropriés, en ayant soin que la pointe dépasse toujours l'extrémité du stylet, le chirurgien imbibe légèrement le coton du liquide médicamenteux (teinture d'iode, solution plus ou moins concentrée de nitrate d'argent, de chlorure de zinc, etc., etc.), puis à travers la cavité du spéculum préalablement mis en place, et en s'aidant d'un bon éclairage, il porte le bourdonnet de coton sur le point malade et prolonge plus ou moins l'attouchement.

Il va sans dire que ces attouchements directs devront être toujours précédés d'un lavage complet de l'oreille, suivi de l'asséchement du fond du conduit avec du coton hydrophile porté sur le stylet, comme je l'ai dit tout à l'heure. Grâce à ces précautions, on pourra ainsi limiter à un point très circonscrit l'action d'un caustique même très énergique.

Dans ce dernier cas, il sera bon de faire suivre immédiatement l'attouchement d'une grande irrigation, destinée à entraîner ou à neutraliser l'excédent du caustique. Au contraire, s'il s'agit d'une substance dont l'action ne soit pas à craindre, il est préférable de s'abstenir de toute irrigation, afin que l'effet du médicament se prolonge davantage.

II. — Moyens de traitement applicables par la voie de la trompe d'Eustache.

Nous avons longuement décrit les divers procédés par lesquels on arrive à faire circuler l'air dans l'oreille moyenne, soit de dedans en dehors, c'est-à-dire de la caisse vers la cavité pharyngienne (*procédé de Toynbee*), soit de dehors en dedans, c'est-à-dire du pharynx vers la cavité du tympan (*procédés de Valsalva, de Politzer, cathétérisme suivi d'insufflation d'air*).

Ces diverses manœuvres, déjà si utiles pour le diagnostic, ont également une importance capitale dans la thérapeutique des maladies de l'oreille moyenne.

J'ai suffisamment insisté sur leur technique pour qu'il soit inutile d'y revenir.

Je n'aurai à décrire ici que les *fumigations* et les *injections* dans l'oreille moyenne, par la voie de la trompe d'Eustache.

1° *Fumigations de l'oreille moyenne.*

Ces fumigations peuvent se faire, soit à l'aide de procédés analogues à celui de Politzer, soit par le moyen de la sonde préalablement introduite dans la trompe d'Eustache.

Certains spécialistes conseillent, au lieu de la douche d'air simple, comme dans le procédé ordinaire de Politzer, de remplir le ballon de vapeurs médicamenteuses et de pratiquer ensuite l'insufflation selon le procédé classique. Mais on comprend le peu d'action que doivent exercer sur l'oreille

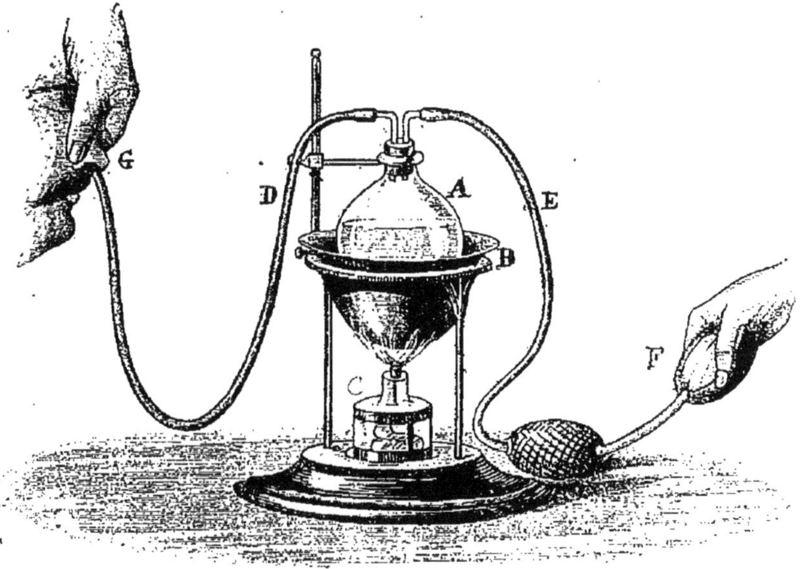

Fig. 24. — Appareil à fumigations.

moyenne les fumigations faites par ce moyen, qui, pour avoir quelque efficacité, demanderaient à être répétées un grand nombre de fois de suite.

On réussira beaucoup mieux à faire pénétrer des vapeurs dans l'oreille moyenne en se servant de l'appareil suivant, qui convient également pour les fumigations faites avec la sonde :

Cet appareil se compose (fig. 24) : 1° d'un petit ballon en verre A, dans lequel doit être placée la substance à vaporiser ; 2° d'une cupule métallique B, qui sera aux deux tiers remplie d'eau ordinaire et dans laquelle plonge le ballon de verre dont le contenu est ainsi chauffé au bain-marie (1) ; 3° d'une petite lampe à alcool C, mobile et destinée à chauffer le bain-marie ; 4° d'un tube de dégagement D qui part du ballon et se termine par un gros embout G qui doit remplir exactement la narine ; 5° enfin d'un second tube E venant se rendre au ballon et terminé par un système double de poires en caoutchouc F, munies de soupapes, comme dans l'appareil bien connu de Richardson pour les pulvérisations d'éther.

Voici maintenant la façon dont on pourra, avec cet appareil, administrer une fumigation dans la caisse : après avoir rempli aux deux tiers d'eau chaude la cupule métallique, on verse dans le bal-

(1) Cette disposition a pour but de prévenir la brusque élévation de température du contenu du ballon, qui, chauffé directement par la lampe, pourrait entrer en ébullition sans que le malade y prenne garde ; d'où la production de brûlures plus ou moins étendues et graves. Avec le bain-marie, le liquide du ballon n'arrive pas à l'ébullition, et d'une manière générale j'ai remarqué que, lorsque l'eau du bain-marie commence à bouillir, les vapeurs dégagées par le ballon ne tardent pas à devenir d'une température trop élevée et qu'il convient de retirer la lampe.

lon une petite quantité du liquide à vaporiser (à peine le quart de la contenance du ballon); puis ayant fermé l'appareil avec le bouchon, on plonge le ballon dans le bain-marie et on chauffe avec la lampe à alcool. Lorsque des vapeurs chaudes commencent à se dégager, on place l'embout du tube de dégagement dans une des narines, et fermant le nez par-dessus avec le pouce et l'index de la main gauche (fig. 24, G), on fait agir le système de ballons à soupape, en pressant le ballon extérieur F, de manière à produire un jet continu de vapeurs chaudes, qui ne tardent pas à acquérir un certain degré de pression dans l'intérieur des cavités nasales. Si alors, pendant qu'on continue à pousser les vapeurs, le malade exécute des mouvements de déglutition, en avalant sa salive, les conditions de la douche de Politzer se trouvant réalisées, les vapeurs pénètrent dans les oreilles moyennes. Il arrive même un moment où, par suite de l'élévation persistante du voile du palais, les trompes restent largement béantes et les vapeurs pénètrent presque à chaque compression de la poire dans les oreilles moyennes. J'ai plusieurs fois constaté sur moi-même les effets que je viens de décrire, et je considère l'emploi de l'appareil précédent comme très utile et comme permettant de faire pénétrer des vapeurs chaudes dans l'oreille moyenne, sans l'emploi de la sonde.

Il va sans dire, néanmoins, que le moyen le plus sûr de pousser des vapeurs médicamenteuses dans la cavité du tympan consiste dans l'usage de la sonde, qui permet en outre de localiser la fumigation à une seule oreille. La sonde étant mise en place et bien maintenue dans la trompe d'Eustache, on introduira dans l'ouverture extérieure de la sonde l'extrémité d'un embout de forme appropriée que l'on aura préalablement adapté au tube de dégagement de l'appareil, et il suffira de faire agir le ballon pour projeter les vapeurs dans la sonde et par suite dans l'oreille moyenne.

Les fumigations administrées par le moyen de la sonde, quoique constituant un moyen thérapeutique très utile dans un grand nombre d'affections de l'oreille moyenne, sont néanmoins d'un emploi assez gênant dans la pratique. Le *modus faciendi* est, en somme, assez compliqué; de plus, pour que ces fumigations soient réellement efficaces, il faut qu'elles soient répétées très fréquemment, et comme les malades ne peuvent les faire eux-mêmes et que l'intervention du médecin est indispensable, il en résulte, pour des raisons que l'on comprendra aisément, que ce moyen de traitement n'est pas facilement applicable dans la pratique usuelle.

Fort heureusement, l'expérience a montré que, dans un très grand nombre de cas, on pouvait obtenir des effets analogues, sinon plus efficaces, de l'usage des injections de liquides dans l'intérieur de la cavité tympanique.

2° *Injections de liquides médicamenteux dans l'oreille moyenne par la voie de la trompe d'Eustache.*

Les injections de liquides dans la caisse, par la voie de la trompe d'Eustache, peuvent se faire dans les deux conditions suivantes : 1° lorsque la membrane du tympan est perforée ou détruite ; 2° lorsque cette membrane est intacte.

Dans le premier cas, on peut injecter par la trompe une assez grande quantité de liquide, car le but que l'on se propose est de balayer le contenu de la caisse, d'enlever le pus, les exsudats. Mais on arrive au même résultat avec des irrigations faites avec soin par le conduit auditif externe, et c'est, me semble-t-il, se créer une difficulté de plus que de pratiquer ces grandes injections par la voie de la trompe. Je n'insiste donc pas davantage sur ce moyen thérapeutique.

Dans les cas d'intégrité de la membrane du tympan, il importe de ne faire pénétrer dans la trompe et dans la caisse qu'une très petite quantité de liquide, de six à huit gouttes au maximum, sous peine de déterminer des accidents.

On a cherché à obtenir la pénétration des liquides dans la caisse, soit d'une manière indirecte, soit d'une manière directe, c'est-à-dire en se servant de la sonde préalablement introduite dans la trompe.

Je ne parlerai pas des procédés ressortissant à la première méthode, qui ont tous l'inconvénient de faire pénétrer dans la caisse une trop grande quantité de liquide, ce qui peut déterminer de graves accidents.

Le seul moyen rationnel de faire des injections de liquides médicamenteux dans la caisse consiste dans l'emploi de la sonde.

Sans parler ici de la nature du liquide à injecter et qui varie naturellement suivant le but que l'on se propose, je crois cependant devoir signaler comme dangereuses les solutions de nitrate d'argent, qui, même très faibles, ont presque toujours pour résultat de déterminer une otite rapidement suppurative. Je conseille donc d'en proscrire complètement l'usage.

Je conseille également, quel que soit le liquide que l'on emploie pour ces injections intra-tympaniques, de ne pas se servir de liquides froids, dans la crainte de déterminer une phlegmasie aiguë du tympan.

Pour faire ces injections, indépendamment de la sonde ordinaire, de la poire en caoutchouc et du tube otoscope de Toynbee, on devra avoir à sa disposition un *compte-gouttes* ou une *petite seringue.*

La sonde ayant été introduite dans la trompe, on commence par s'assurer avec l'otoscope et en poussant quelques douches d'air avec la poire, que l'instrument est bien en place et que la trompe est perméable. Ce premier temps indispensable accompli, on enfonce autant que possible la sonde dans le pavillon de la trompe, en rapprochant son extrémité externe de la cloison des fosses nasales, et on la maintient solidement dans cette position, comme il a été dit précédemment, avec les doigts de la main gauche; puis tenant de la main droite le compte-gouttes préalablement rempli du liquide de l'injection, on laisse tomber quelques gouttes de ce liquide (de 6 à 10), en ayant soin de faire incliner la tête du malade un peu en arrière, afin que le liquide ne ressorte pas, mais s'écoule dans le canal de la sonde vers son extrémité interne.

Aussitôt que liquide a été introduit dans la sonde, et avant qu'il n'ait eu le temps de tomber dans le pharynx, le chirurgien, déposant le compte-gouttes et saisissant de sa main droite la poire en caoutchouc, pratique rapidement une série de douches d'air, selon le procédé déjà décrit. Il sera bon de recommander au malade d'exécuter quelques mouvements de déglutition, et on tâchera de faire coïncider la douche d'air avec le moment précis où le malade avale.

On comprend que le courant d'air énergique, déterminé par la compression du ballon, entraîne le liquide contenu dans le canal de la sonde, et le fait pénétrer à travers la trompe et jusque dans la cavité du tympan. Cependant, il faut bien savoir que, le plus souvent, une partie du liquide injecté s'écoule dans le pharynx.

Il est indispensable de conserver en place le tube otoscope pendant toute la durée de l'opération, afin de s'assurer par l'auscultation que la sonde n'est pas déplacée et que le liquide projeté par l'insufflation pénètre au moins en partie, comme je viens de le dire, dans l'oreille moyenne, ce qu'indique un bruit de gargouillement tout spécial qui, d'abord assez éloigné, se rapproche de plus en plus et finit par éclater pour ainsi dire dans l'oreille de l'opérateur, lorsque l'air et le liquide mélangés arrivent dans la cavité du tympan.

Ces injections intra-tympaniques ne doivent pas être renouvelées très fréquemment, ainsi que le font certains spécialistes. Dans la généralité des cas, on ne doit guère les répéter que tous les trois ou quatre jours, deux fois par semaine environ.

De même, le nombre de ces injections ne doit pas dépasser certaines limites, au delà desquelles leur utilité me paraît contestable. En général, on aura à peu près obtenu tout le résultat auquel on peut aspirer avec environ vingt injections. Mais il pourra être utile, dans un grand nombre de cas, de recommencer le traitement, après un intervalle de repos plus ou moins long.

La seule précaution à prendre à la suite de ces injections dans la caisse du tympan, c'est de garantir contre l'action du froid l'oreille rendue plus sensible par suite du traitement. Le malade devra donc obturer le conduit avec un tampon d'ouate et prendre les précautions nécessaires contre le refroidissement.

Lorsqu'elles sont convenablement pratiquées, les injections intra-tympaniques ne déterminent pas d'accidents, du moins dans la grande majorité des cas, sauf bien entendu les accidents propres au cathétérisme et aux insufflations d'air et sur lesquels nous avons déjà insisté.

Le seul accident qui puisse résulter de ces injections consiste dans la phlegmasie plus ou moins aiguë de l'oreille moyenne. Si cette phlegmasie reste modérée et n'arrive pas à suppuration, elle n'entraîne généralement aucune conséquence fâcheuse. On doit seulement suspendre de suite les injections, et instituer le traitement antiphlogistique qui convient à l'otite moyenne aiguë.

Mais parfois cette inflammation peut acquérir une grande intensité et arriver à suppuration ; il se fait alors une perforation du tympan, et quoique, dans certains cas particuliers, cette complication puisse devenir une cause d'amélioration de l'ouïe, il est loin d'en être toujours ainsi, et le plus souvent même l'état fonctionnel se trouve aggravé et il peut même survenir des accidents plus ou moins sérieux, tels que ceux qu'entraînent les suppurations aiguës du tympan.

On devra donc, en somme, faire tous ses efforts pour éviter cette phlegmasie, et on y parviendra le plus souvent en se conformant aux règles que j'ai indiquées, et en se servant d'instruments très propres.

DEUXIÈME PARTIE

Technique des principaux moyens de diagnostic et de traitement des maladies des fosses nasales.

CHAPITRE PREMIER

MOYENS DE DIAGNOSTIC. — PROCÉDÉS D'EXPLORATION DES FOSSES NASALES.

L'exploration complète des fossses nasales comprend l'examen de ces cavités d'*avant en arrière*, que j'ai proposé de désigner sous le nom de *rhinoscopie antérieure*, et l'examen d'*arrière en avant* qui porte le nom de *rhinoscopie postérieure*.

Mais, avant de procéder à l'un ou à l'autre de ces deux sortes d'examens, on peut, par une expérience vulgaire, se rendre compte du degré de perméabilité des fosses nasales, en faisant exécuter aux malades un mouvement d'expiration brusque, la bouche étant fermée ; et pour s'assurer comparativement de l'état des deux fosses nasales, il suffit de fermer alternativement avec le doigt l'une et l'autre narine, tandis qu'on répète l'expérience précédente.

Cependant, il se pourrait que l'air expiré traversât sans difficulté les fosses nasales, quoique celles-ci fussent, sinon complètement obstruées, du moins assez notablement retrécies pour gêner l'entrée de l'air pendant l'inspiration. C'est ce que l'on observe dans certains cas de polypes mous, de gonflements hypertrophiques de la muqueuse, qui forment des sortes de soupapes mobiles, se déplaçant sous l'influeuce de la colonne d'air expiratrice et venant au contraire s'appliquer contre les parois des fosses nasales, au moment de l'inspiration, de manière à intercepter plus ou moins complètement le passage de l'air.

Il ne suffira donc pas, pour juger du degré de perméabilité des fosses nasales, de faire souffler successivement par chaque narine, comme nous l'avons dit, mais il faudra ne jamais manquer de faire l'expérience inverse, c'est-à-dire de faire exécuter des mouvements d'inspiration forcée, la bouche étant fermée. Ce mode d'exploration permet quelquefois, dans les cas d'obstacles mobiles, de constater la production d'un bruit particulier, désigné sous le nom de *bruit de drapeau*.

Après avoir recueilli les renseignements que peut fournir cette expérience préliminaire, on procédera à l'examen direct par la vue et par le toucher, à la *rhinoscopie antérieure* et *postérieure*.

I. — Rhinoscopie antérieure.

1° *Examen par la vue.* — Pendant fort longtemps les moyens d'exploration des fosses nasales sont restés tout à fait rudimentaires, le chirurgien se bornant à placer le malade en pleine lumière, à relever la pointe du nez et à examiner sans le secours d'aucun instrument l'intérieur des fosses nasales. On comprend combien ce mode d'exploration était insuffisant.

Depuis une quinzaine d'années, la rhinoscopie antérieure a été considérablement perfectionnée, et je suis heureux d'avoir pu contribuer pour ma part à ce progrès par l'invention d'un instrument spécial, qui a été assez généralement adopté dans tous les pays.

Pour pratiquer la rhinoscopie antérieure, il faut avoir à sa disposition : 1° un instrument capable de dilater l'orifice des narines ; 2° un éclairage approprié.

L'instrument dont on se sert dans la rhinoscopie antérieure porte le nom de *spéculum nasi*. Il en existe de nombreuses variétés : les uns *tubulaires*, les autres *bivalves* ou *univalves*.

Celui que je considère comme le plus utile

dans la pratique et qui d'ailleurs, ainsi que je l'ai dit, a été adopté par la grande majorité des chirurgiens, fut imaginé par moi et construit sur mes indications par Charrière, il y a une quinzaine d'années.

C'est un spéculum bivalve (fig. 25), analogue au spéculum vaginal de Cusco. L'une des valves, celle qui doit correspondre à la cloison des fosses nasales,

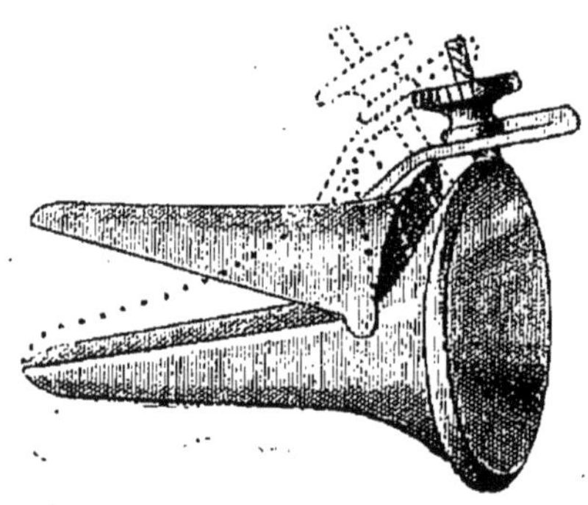

Fig. 25. — Spéculum nasi.

est légèrement aplatie et fixe, tandis que l'autre valve, destinée à dilater la narine, est mobile et s'écarte à l'aide d'une pression exercée par une vis ; l'écartement obtenu au degré convenable se maintient et l'instrument demeure en place.

Pour appliquer l'instrument, le malade étant assis, la tête légèrement renversée en arrière, de manière à présenter en avant l'ouverture des narines, le chirurgien également assis, en face de lui, tenant entre les trois premiers doigts de la main droite le spéculum fermé, introduit celui-ci dans l'ouverture de la narine, suivant une direction horizontale et de telle sorte que la valve immobile réponde à la cloison. Il pousse ensuite l'instrument lentement et en le maintenant horizontalement, jusqu'à la limite de la portion cartilagineuse et de la portion osseuse. Écartant alors graduellement la valve externe en agissant sur la vis, il porte la dilatation de la narine aussi loin que possible.

Indépendamment de l'obstacle opposé par les parties à une dilatation plus grande, le chirurgien est averti, par une certaine douleur ressentie par le malade, que la dilatation de la narine ne saurait être portée plus loin.

On peut, à la rigueur, pour un examen superficiel, se contenter de placer le malade en face d'une fenêtre bien éclairée et de faire tomber, dans la cavité du spéculum préalablement introduit comme je viens de le dire, la lumière vive du jour; mais ce mode d'éclairage par la lumière directe est insuffisant pour pratiquer une exploration complète, surtout des parties profondes des cavités nasales.

Comme pour l'examen de l'oreille, il faut recourir à la lumière réfléchie, lumière solaire ou lumière artificielle, et dans l'un ou l'autre cas, je conseille de se servir du miroir à lunette que j'ai décrit précédemment pour l'otoscopie (v. fig. 3). Je ne reviendrai donc pas sur le mode d'emploi de cet instrument, sur les procédés d'éclairage,

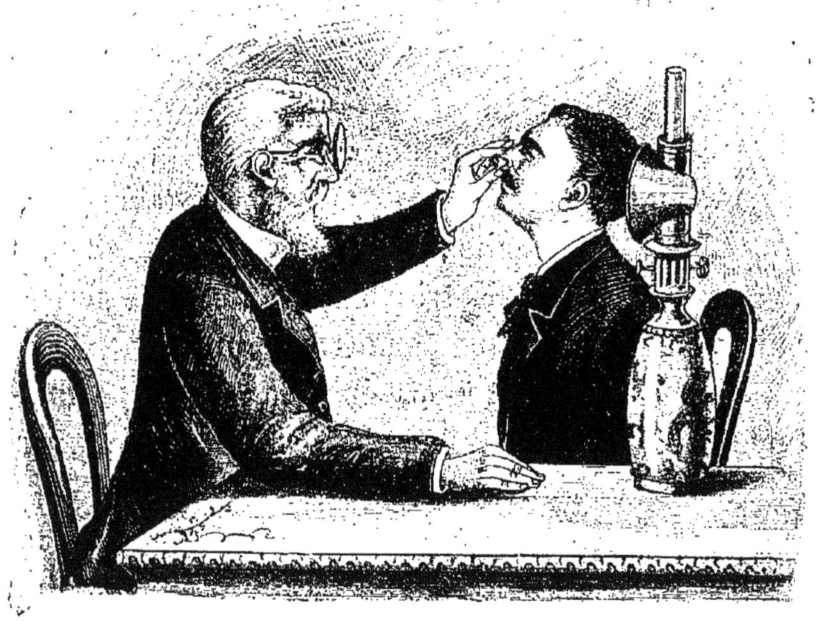

Fig. 26. — Rhinoscopie antérieure.

non plus que sur la situation du chirurgien et du malade, qui est à peu près la même pour la rhinoscopie antérieure que pour l'otoscopie, et dont la figure ci-contre donne d'ailleurs une idée suffisante (fig. 26).

Mais, avant d'introduire le spéculum, le chirurgien devra jeter un coup d'œil rapide sur le *vestibule* et l'*ouverture antérieure des fosses nasales.* Pour cela, soulevant avec le pouce et l'index la pointe du nez du malade, et projetant dans le vestibule un faisceau lumineux, il examinera le *vestibule*, cavité oblongue, dont la paroi externe s'étend plus loin en arrière que la paroi interne, et qui se termine en arrière par l'*ouverture antérieure des fosses nasales*, limitée par des bords nets, surtout en haut et en dehors.

La peau qui revêt le vestibule est couverte, chez l'adulte et surtout chez le vieillard, de poils courts et épais, quelquefois très abondants, qui gênent souvent l'examen des parties profondes. On parvient généralement à les écarter, mais s'ils mettaient obstacle à l'exploration rhinoscopique, on devrait les couper.

Voyons maintenant comment se présentent les fosses nasales, lorsque le spéculum a été introduit et que ces cavités sont vivement éclairées par le miroir réflecteur.

En raison de leur disposition anfractueuse, il est nécessaire, pour prendre une vue complète des fosses nasales, de modifier la direction du spéculum ou la situation de la tête du malade, de manière à exposer successivement au regard les diverses régions de ces cavités.

Dans la position horizontale de la tête, dans laquelle nous avons décrit l'introduction du spéculum, le chirurgien découvrira tout d'abord une saillie hémisphérique, formée par l'*extrémité antérieure du cornet inférieur*, et vis-à-vis cette saillie la *partie antérieure de la cloison.*

Si l'on fait légèrement pencher la tête du malade en avant, en même temps qu'on abaisse un peu l'extrémité antérieure du spéculum, on aperçoit le *méat inférieur*, et au-dessus la *face externe* et le *bord inférieur du cornet inférieur*, que l'on peut suivre quelquefois jusqu'à son extrémité postérieure.

Le *cornet inférieur*, de forme allongée, renflé à son extrémité antérieure, d'aspect velouté, de couleur rouge sombre mélangée par places de marbrures jaunâtres, présente une surface lisse et unie, mais parfois soulevée par des irrégularités.

Son volume est extrêmement variable. Parfois son bord inférieur est tellement accusé qu'il masque presque complètement le méat inférieur, ou bien il se rapproche de la cloison au point de la toucher et d'intercepter le passage des rayons lumineux. Chez d'autres sujets, au contraire, il est comme atrophié, séparé de la cloison par un large espace, et laisse à découvert la plus grande partie du méat inférieur. C'est surtout dans ces conditions que le regard peut atteindre jusqu'au pharynx, dont on découvre une région plus ou moins étendue; et si l'on fait exécuter un mouvement de déglutition au malade ou émettre un son, on voit le soulèvement du voile du palais et la saillie formée par le bourrelet de la trompe d'Eustache.

Pour inspecter les parties supérieures des fosses nasales, on devra relever lentement la tête du malade jusqu'à la renverser complètement sur la nuque. On découvre alors successivement le bord inférieur du cornet moyen, le méat moyen et la partie moyenne de la cloison.

Le *cornet moyen*, ayant la forme d'une saillie allongée, paraît implanté au plafond nasal et peut parfois acquérir un volume considérable, susceptible de faire croire à l'existence d'une tumeur. Sa surface est loin d'être toujours uniformément convexe; elle est parfois sinueuse, parsemée de saillies et de dépressions. Il se rapproche plus ou moins de la cloison, formant avec celle-ci une fente verticale, plus ou moins étroite.

Le *méat moyen* se présente sous l'aspect d'un sillon plus large en avant qu'en arrière, et dont les dimensions varient d'ailleurs, suivant le volume des cornets supérieur et moyen.

La *cloison*, rarement plane et régulière, présente très souvent des saillies et des dépressions plus ou moins accusées, se correspondant d'une fosse nasale à l'autre. Je ne fais que mentionner la fréquence des déviations, parfois considérables, de la cloison, et qui constituent souvent un obstacle très sérieux à la rhinoscopie.

Enfin, si l'on renverse complètement la tête sur la nuque, on aperçoit au-dessus de la partie antérieure du cornet moyen, la *voûte* angulaire des fosses nasales, dont on ne découvre que la partie tout à fait antérieure ; le *méat supérieur*, très étroit, visible seulement dans une petite étendue ; et en dernier lieu, mais très exceptionnellement, la partie antérieure du *cornet supérieur*, sous forme d'une petite saillie triangulaire, aplatie.

La muqueuse qui revêt ces différentes parties ne présente pas partout le même aspect. Elle est lisse, unie, brillante ; sa coloration est d'un rouge sombre à la lumière artificielle, surtout au niveau du cornet inférieur, avec des marbrures jaunâtres ; dans les parties supérieures, sa couleur est d'un rose pâle ; sur la cloison, on distingue souvent un lacis vasculaire plus ou moins accusé.

Si, comme on vient de le voir, la rhinoscopie antérieure permet, chez un certain nombre de sujets, d'explorer la plus grande partie des cavités nasales, il faut bien savoir que certaines régions restent toujours inaccessibles à la vue, tels sont :

la *voûte nasale* dans ses trois quarts postérieurs, le *cornet supérieur* dans sa presque totalité, la partie postérieure du *cornet moyen* et la partie supérieure de la *cloison*.

En outre, nous avons déjà dit qu'il est assez fréquent de rencontrer des sujets chez lesquels la rhinoscopie antérieure reste forcément incomplète, par suite de l'existence d'obstacles divers, qui empêchent de découvrir quelques-unes des régions des fosses nasales généralement accessibles à la vue.

Parmi les conditions anatomiques qui mettent le plus souvent obstacle à la rhinoscopie antérieure, j'ai déjà signalé, comme des plus fréquentes, les *déviations de la cloison*, parfois tellement accusées que l'ouverture antérieure des fosses nasales se trouve complètement fermée et que l'introduction du spéculum est même impossible. Mais à côté de ces déviations excessives, il en est une foule de degrés moindres, qui gênent néanmoins l'exploration.

Je rappellerai également, comme un obstacle fréquent à la rhinoscopie, le *volume* excessif et le *rapprochement* anormal du *cornet inférieur*, qui parfois arrive au contact avec la cloison et obstrue ainsi presque complètement les cavités nasales. Cette disposition anormale peut exister sur presque toute la longueur du cornet inférieur ou seulement à sa partie moyenne ou postérieure; d'où une gêne plus ou moins grande apportée à l'examen.

Il en est de même pour le *cornet moyen*, qui parfois ne laisse entre la cloison et lui qu'une fente extrêmement étroite, à travers laquelle le regard ne peut s'étendre aux parties plus profondes.

Outre les anomalies de la cloison et des cornets, on doit encore citer, comme susceptible de gêner plus ou moins l'exploration rhinoscopique, la présence de *corps étrangers*, de *tumeurs*, de *lésions pathologiques diverses*. Parmi ces dernières, la plus commune est l'hypertrophie de la muqueuse du cornet inférieur, qui peut atteindre un volume considérable.

On comprend qu'il ne soit pas possible de triompher des obstacles apportés à l'exploration par les anomalies du squelette, car je ne conseillerai jamais, dans le seul but de pratiquer un examen complet, de suivre la pratique de Voltolini, qui n'hésite pas, dans les cas de déviations très prononcées de la cloison, à redresser celle-ci en la fracturant avec un spéculum bivalve.

On peut, en revanche, faire disparaître ou du moins atténuer l'obstacle causé par le gonflement de la muqueuse des cornets, soit en l'écartant avec un stylet, lorsqu'elle constitue une sorte de tumeur mobile, soit en diminuant sa congestion vasculaire, à l'aide de badigeonnages avec une solution au 1/10 de cocaïne ou d'antipyrine.

Outre l'avantage que l'on retire de l'emploi de ces substances et surtout de la première, au point de vue de la décongestion qu'elles déterminent, on obtient en outre une anesthésie à peu près complète de la muqueuse, qui rend de grands services pour l'examen et surtout pour les opérations.

Enfin, il n'est pas rare, dans certaines affections des fosses nasales, que l'exploration soit plus ou moins gênée par des produits de sécrétion accumulés dans les méats ou étendus à la surface des cornets, d'où l'impossibilité d'apprécier les diverses altérations de structure de la muqueuse.

On devra, en pareil cas, absterger les cavités nasales avec un pinceau ou plus simplement avec de petits tampons d'ouate hydrophile, portés sur une pince ou sur un stylet approprié, analogue au stylet porte-coton que nous avons conseillé pour absterger le fond de l'oreille.

Si ce moyen est insuffisant, s'il existe des amas de matières concrètes, demi-solides ou même solides, adhérentes, on devra les ramollir et les entraîner à l'aide d'irrigations bien faites et suivant la technique que nous indiquerons plus tard. Il est souvent nécessaire, en même temps que l'on fait usage de ces irrigations, de détacher ces concrétions adhérentes avec des pinces, des curettes.

C'est en raison des difficultés que l'on éprouve souvent à inspecter les parties profondes des fosses nasales avec le spéculum nasi, que certains auteurs et Zaufal, en particulier, ont proposé de faire usage de tubes métalliques (fig. 27), ayant une longueur de 11 à 12 centimètres, et un diamètre variable, que l'on introduit dans le méat inférieur jusque dans la cavité naso-pharyngienne.

J'ai cherché plusieurs fois à me servir de cet instrument, mais j'avoue n'en avoir jamais obtenu de sérieux avantages.

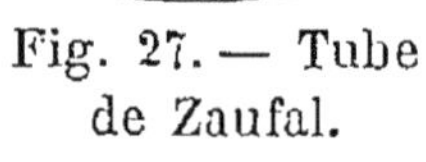
Fig. 27. — Tube de Zaufal.

D'ailleurs, les cas où il est facilement applicable sont assez rares, en raison de la fréquence des obstacles à son introduction. Aussi ai-je cru devoir me borner à signaler ce procédé d'exploration, sans y insister davantage.

2° *Examen par le toucher*. — Les renseignements fournis par la vue, dans la rhinoscopie antérieure, pourront être complétés ou contrôlés par l'examen à l'aide du toucher pratiqué, soit avec un ou deux doigts, soit avec des stylets ou des sondes.

L'extrémité d'un doigt, de l'auriculaire de préférence, introduite dans la narine, permettra d'explorer la face interne de l'aile du nez, la face externe de la cloison. En prenant l'extrémité antérieure de celle-ci entre deux doigts, on pourra se rendre compte de son épaisseur, de sa consistance, etc.

Mais c'est principalement avec des stylets, des sondes recourbées, que l'on parviendra à explorer convenablement les parties plus profondes des cavités nasales. Ces instruments seront introduits à travers le spéculum préalablement mis en place et guidés par la vue sur le point à explorer. Cet examen devra toujours être fait avec une grande douceur, car le toucher de la pituitaire est désagréable pour les malades ; il détermine à peu près constamment du larmoiement, souvent de la toux, plus rarement un état vertigineux et même, suivant Michel, semi-syncopal. J'avoue, néanmoins, n'avoir jamais vu ces derniers accidents causés par le simple toucher de la pituitaire.

On comprend les services que peut rendre ce mode d'exploration, au point de vue du diagnostic. Avec le stylet ou la sonde, on se rendra compte du degré d'épaississement de la muqueuse, de sa consistance ; on constatera les dénudations du squelette; on pourra circonscrire certaines tumeurs et déterminer leur point d'implantation exact, etc.

II. — **Rhinoscopie postérieure.**

La rhinoscopie postérieure comprend l'examen de la cavité naso-pharyngienne et de la partie postérieure des fosses nasales par la vue et par le toucher.

1° *Exploration par la vue ou rhinoscopie postérieure proprement dite.* — Ce mode d'exploration a été imaginé, en même temps que la laryngoscopie, par Czermack, puis perfectionné surtout par Stoerk, Turck, Voltolini, Semeleder, etc.

Il serait oiseux d'entrer ici dans de longs détails sur la théorie de la rhinoscopie. De même que la laryngoscopie, elle repose sur le principe de la réflexion des images. Si l'on place un petit miroir à la partie postérieure de l'arrière-gorge, sous un angle tel que les rayons lumineux soient réfléchis vers le pharynx et les fosses nasales postérieures, l'image de ces parties, formée sur le miroir, deviendra visible pour l'observateur.

Les instruments propres à la rhinoscopie postérieure sont : 1° un *petit miroir* ; 2° un *abaisse-*

langue; 3° un *crochet* ou tout autre instrument destiné à relever la luette et à la porter en avant.

De plus, il est nécessaire d'avoir à sa disposition un bon appareil d'éclairage, et sans revenir sur cette question, qui a déjà été examinée à propos de l'otoscopie et de la rhinoscopie antérieure, je me bornerai à rappeler que, pour la pratique usuelle, on peut se contenter d'une bonne lampe ordinaire, munie d'un large réflecteur.

Le *miroir rhinoscopique* (fig. 28) est semblable

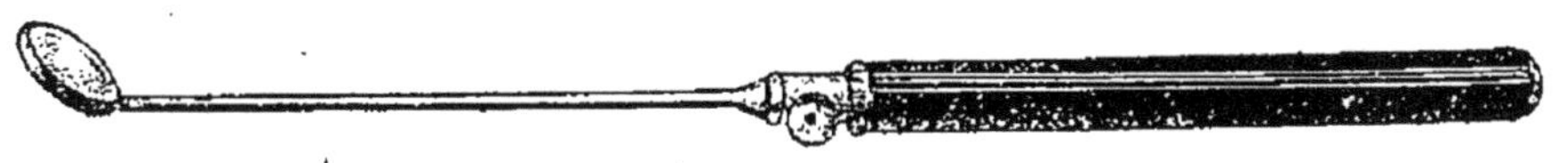

Fig. 28. — Miroir rhinoscopique.

au miroir laryngien, mais de dimensions plus petites. Il est fixé à angle droit ou sous un angle de 140 à 150 degrés sur la tige qui le supporte. On fabrique, du reste, des miroirs rhinoscopiques dont on peut, suivant les besoins, faire varier légèrement l'angle d'ouverture.

L'*abaisse-langue* n'offre rien de spécial. Il est bon, cependant, d'avoir à sa disposition un abaisse-langue assez large et muni d'un manche fixé à angle droit.

Quant au *crochet palatin*, c'est une sorte de spatule, à extrémité étroite et arrondie, courbée à angle droit et fixée à un manche ; ce crochet est généralement fenêtré (fig. 29). Je me borne à l'indication de cette forme de crochet palatin, la plus simple et la plus usuelle. Mais on a imaginé

Fig. 29. — Crochet palatin.

un très grand nombre d'instruments pour relever la luette et l'attirer en avant.

Dans le but d'éviter cette multiplicité d'instruments et de faciliter la manœuvre de la rhinoscopie postérieure, quelques spécialistes ont eu l'idée de réunir en un seul instrument : soit le miroir et l'abaisse-langue (Voltolini), soit le miroir et le cro-

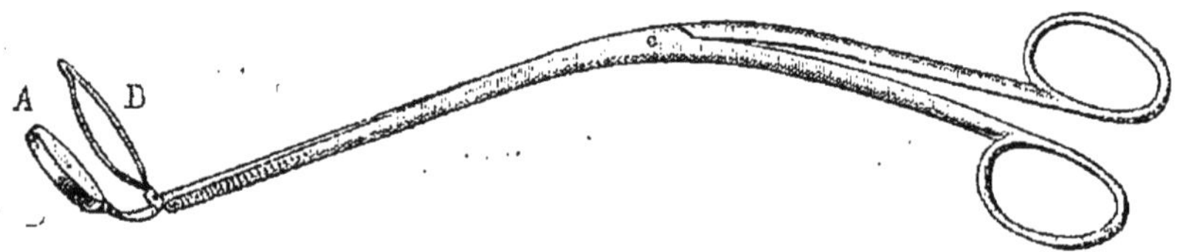

Fig. 30. — Rhinoscope.

chet palatin (Simrok), soit même le miroir, le crochet palatin et l'abaisse-langue. J'ai moi-même tenté de combiner le releveur de la luette et le miroir en un seul instrument, auquel j'ai proposé de donner le nom de *rhinoscope* (fig. 30). Il se compose de deux longues branches coudées : l'une fixe, se termine par un petit miroir A, de forme oblongue, et dont l'inclinaison peut être modifiée à volonté ; l'autre, se mouvant à l'aide d'un double levier sur la première, produit l'écartement d'un anneau B', placé en avant du miroir, et qui relève la luette et le voile du palais.

Quoique ces instruments, et ce dernier en particulier, puissent rendre des services, je pense que l'on pourra se contenter dans la pratique journalière du miroir rhinoscopique ordinaire, et que les chirurgiens devront s'exercer à se servir de ce miroir, en même temps que du crochet palatin et de l'abaisse-langue.

Voyons donc quelle est la technique de la rhinoscopie postérieure avec ces derniers instruments :

Le malade étant assis, avec la tête légèrement penchée en avant, le chirurgien, également assis en face de lui et sur un siège un peu plus bas, déprime fortement la langue soit avec l'index de la main gauche, soit mieux avec un abaisse-langue à manche fixe et placé à angle droit. Avec cet instrument, le chirurgien ne doit pas seulement abaisser la langue, mais chercher à refouler sa base en avant, et à la maintenir dans cette position. Le miroir tenu de la main droite et préalablement chauffé, soit en le présentant au-dessus de la lampe, soit en le trempant dans de l'eau très chaude, est alors introduit dans la bouche et porté rapidement derrière le bord inférieur du voile du palais, en évitant de toucher à la langue. On devra commencer par introduire le miroir sous l'arcade droite du voile, en ayant soin d'incliner légèrement sa surface réfléchissante vers la gauche et d'insinuer son bord supérieur sous l'arcade. On amène ensuite le miroir sur la ligne médiane, aussi bas que possible dans le pharynx et aussi près que possible de la paroi postérieure, mais sans toucher celle-ci, la surface réfléchissante regardant en avant et en haut. C'est dans cette situation que l'on pourra prendre la vue d'ensemble la plus étendue de la cavité naso-pharyngienne et des fosses nasales postérieures.

On peut quelquefois, si la luette est peu développée, si la cavité naso-pharyngienne présente des dimensions assez larges, et en ayant le soin de faire prononcer au malade la lettre *e*, on peut, dis-je, procéder à la rhinoscopie sans l'aide d'autres instruments. Mais, dans la grande majorité des cas, la présence de la luette gêne l'examen, et c'est alors qu'il convient de faire usage du *releveur de la luette* ou *crochet palatin*. Pour cela, confiant l'abaisse-langue au malade, le chirurgien, avec sa main gauche devenue libre, place le crochet palatin au-dessous du bord inférieur du voile du palais, de manière à embrasser la luette dans sa concavité, et attire cet organe en avant.

Les débutants doivent être prévenus que, même sur des sujets dont la disposition anatomique du pharynx nasal se prête le mieux à la rhinoscopie postérieure, cette exploration est toujours difficile et demande un long exercice. Il faut, en outre, savoir que l'on ne peut embrasser d'un seul coup d'œil toutes les parties soumises à l'examen, et qu'il est nécessaire de procéder méthodiquement à l'exploration de chaque région, en modifiant la direction du miroir par des mouvements de rotation et d'inclinaison convenables.

Le miroir rhinoscopique étant placé, comme nous l'avons dit, sur la ligne médiane de la paroi postérieure du pharynx, la surface réfléchissante regardant en avant et en haut, on découvre la partie postérieure des fosses nasales, qui présente les particularités suivantes (fig. 31) : sur la ligne médiane, la *cloison,* ayant la forme d'un bord mince, tranchant, verticalement placé, mais souvent incliné à droite ou à gauche, d'un rouge jaunâtre. De chaque côté, les *ouvertures postérieures* des fosses nasales, de forme irrégulièrement oblongue, et en partie obstruées par des saillies rougeâtres, constituées par les cornets. Les *cornets moyens* A, qui attirent tout de suite l'attention par leur volume plus considérable, représentent de chaque côté de la cloison une saillie oblongue, se détachant par une sorte de pédicule étroit de la paroi externe pour s'avancer

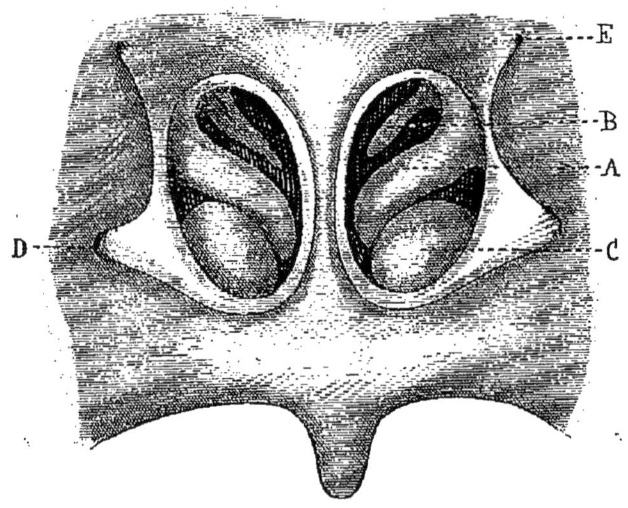

Fig. 31. — Image rhinoscopique.

vers la cloison, avec laquelle elle arrive presque en contact. Immédiatement au-dessus du cornet moyen, et simplement séparé par une ligne noirâtre, apparaît le *cornet supérieur* B, sous la forme d'une petite saillie triangulaire, dirigée en bas et en dedans.

Au-dessous du cornet moyen et le dérobant en partie au regard, se montre l'extrémité postérieure du *cornet inférieur* C, arrondie, semblable à une tumeur globuleuse, de couleur pâle, beaucoup plus distante de la cloison que le cornet moyen.

Chez un grand nombre de personnes, le voile du palais en se relevant empêche de découvrir la totalité des cornets inférieurs. Au contraire, chez les sujets dont la cavité naso-pharyngienne est très large et qui ont un voile palatin très tolérant, on peut découvrir tout le cornet inférieur, le méat inférieur, la face postérieure du voile du palais, et la vue pénètre même à une distance plus ou moins grande dans l'intérieur des cavités nasales, à travers les espaces laissés libres entre la cloison et les cornets, c'est-à-dire à travers les méats.

Pour explorer la voûte du pharynx, il faut relever légèrement le manche de l'instrument, de manière à diriger sa surface réfléchissante vers le haut. Le plus souvent on ne peut découvrir que la partie la plus antérieure de cette voûte, c'est-à-dire celle qui avoisine l'ouverture postérieure des fosses nasales. Cette portion de la voûte du pharynx est d'un rouge sombre, souvent très irrégulièrement bosselée, lorsque l'*amygdale pharyngienne* ou de Luchska est très développée. On verrait en outre, suivant certains auteurs, tout à fait au centre de cette masse irrégulière, un orifice conduisant dans une cavité plus ou moins large, connue sous le nom de *bourse pharyngienne*.

Enfin, en tournant légèrement le miroir rhinoscopique à droite et à gauche, on peut explorer la paroi latérale du pharynx, sur laquelle on découvre l'*ouverture de la trompe d'Eustache* D, qui apparaît comme une sorte d'échancrure creusée dans une saillie en forme de bourrelet, de couleur jaunâtre. Au-dessus et en arrière de la trompe d'Eustache, se montre une dépression assez profonde, connue sous le nom de *fossette de Rosenmüller*, et qui limite en avant le bourrelet tubaire.

Nous avons dit que, même dans les conditions les plus favorables, la rhinoscopie est difficile et exige une grande habitude. Or, ces conditions favorables se rencontrent elles-mêmes assez rarement, et les obstacles à la rhinoscopie postérieure sont fréquents.

L'un de ceux qui s'observent le plus souvent est dû à la contraction spasmodique du pharynx et du voile du palais, provoquée par l'introduction des instruments. Nous sommes en mesure aujourd'hui de triompher, en grande partie du moins, de cet obstacle à la rhinoscopie postérieure. Les badigeonnages du voile du palais et du pharynx avec une solution de cocaïne à 10 ou 20 p. 100 produisent d'ordinaire une insensibilité de la muqueuse suffisante pour faire disparaître les contractions réflexes de l'arrière-gorge.

Mais l'obstacle le plus sérieux à la rhinoscopie postérieure réside dans l'étroitesse plus ou moins grande de la cavité naso-pharyngienne, et quelquefois telle que l'examen devient matériellement presque impossible.

2° *Examen par le toucher.* — Ce mode d'exploration peut fournir des renseignements complémentaires, après que l'examen au miroir rhinoscopique a été pratiqué, ou bien suppléer en partie ce dernier lorsqu'il a été impraticable. Le toucher peut se faire soit avec le doigt, soit avec un long stylet coudé, de moyen calibre.

Pour pratiquer le toucher digital de la cavité naso-pharyngienne, le malade étant assis, le chirurgien, placé à sa droite, embrasse sa nuque avec l'avant-bras gauche, de manière à ce que sa main gauche vienne se placer sur le maxillaire inférieur et le maintienne abaissé; introduisant alors l'index droit dans la bouche du malade, il le porte rapidement au fond de la gorge, et en le recourbant en crochet, il en insinue l'extrémité sous le bord inférieur, puis derrière la face supérieure du voile du palais. Cette manœuvre est d'autant plus facile qu'il s'agit d'un sujet jeune, chez lequel la distance entre l'ouverture buccale et le pharynx n'est pas très considérable.

Le doigt ayant pénétré derrière le voile du palais, peut alors explorer la totalité du pharynx nasal, et pour ne rien laisser échapper, on devra procéder méthodiquement à cette exploration, et passer successivement en revue chaque région, à savoir : la face postérieure du voile palatin, les orifices postérieurs des fosses nasales, les parois latérales du pharynx, et plus spécialement les ouvertures des trompes et les fossettes de Rosenmüller, enfin les parois supérieure et postérieure du pharynx.

Il serait à peu près impossible de décrire les sensations que fait éprouver au doigt du chirurgien le toucher de ces diverses régions ; on devra donc s'essayer à pratiquer le toucher sur le cadavre, et apprendre à reconnaître ces sensations à l'état normal, afin de bien apprécier les divers états pathologiques qui peuvent se rencontrer, comme *épaississements*, *indurations de la muqueuse*, *ulcérations*, *etc.* Il va sans dire que la présence d'un *corps étranger*, d'une *tumeur*, sera facilement décelée par ce mode d'exploration, qui permettra de reconnaître, indépendamment des conditions physiques du corps étranger ou de la tumeur, le siège, le mode d'implantation ou de fixation de l'un ou de l'autre.

Quoique l'on puisse, avec l'index droit, faire une exploration à peu près complète, il sera beaucoup plus commode de se servir de l'index gauche pour explorer la paroi latérale gauche du pharynx.

Le toucher du pharynx nasal et de l'orifice postérieur des fosses nasales est généralement assez pénible pour les malades, qui crient, se débattent, cherchent à se dérober, et parfois même à mordre le doigt du chirurgien.

On pourra atténuer les désagréments de cette exploration, en ayant le soin de produire l'anesthésie locale à l'aide de la cocaïne, ainsi que nous l'avons déjà recommandé pour la rhinoscopie.

Si l'on craint d'être mordu, on maintiendra la bouche largement ouverte avec un bouchon ou un écarteur quelconque, placé entre les mâchoires, ou bien on prendra la précaution de protéger son index avec un anneau métallique ou une lamelle de gutta-percha.

Le toucher à l'aide du stylet est beaucoup moins souvent employé dans l'exploration des arrière-cavités des fosses nasales que dans la rhinoscopie antérieure. Cependant, il pourra, dans de rares exceptions, offrir une certaine utilité. Pour le pratiquer, on se servira d'un long stylet, un peu gros, fortement recourbé sur lui-même, ou mieux, susceptible de pouvoir être courbé à volonté par le chirurgien. Le miroir rhinoscopique étant mis en place, suivant les règles précédentes, on introduira le stylet de la main gauche, et on le dirigera rapidement sur le point à explorer, en se guidant sur le miroir. On voit que ce mode d'exploration est loin d'être d'une exécution facile; mais fort heureusement, le toucher avec le doigt le remplace généralement avec avantage.

CHAPITRE II

PRINCIPAUX MOYENS DE TRAITEMENT DES MALADIES DES FOSSES NASALES.

Nous décrirons dans ce chapitre : 1° les *irrigations* ou *douches nasales;* 2° le *simple humage*, le *bain nasal* et le *gargarisme rétro-nasal ;* 3° les *pulvérisations;* 4° les *fumigations ;* 5° les *insufflations de poudres ;* 6° les *attouchements directs* (*badigeonnages, cautérisations, etc.*); 7° l'*anesthésie locale;* moyens de traitement les plus fréquemment employés, et qui conviennent à un grand nombre d'affections des fosses nasales.

1° *Injections. — Irrigations. — Douches nasales.*

Les irrigations sont d'un usage très fréquent, et rendent les plus grands services dans la plupart des maladies des fosses nasales. Elles sont destinées à remplir un double but : 1° nettoyer les cavités nasales et les débarrasser des sécrétions de diverses natures qui accompagnent un grand nombre d'affections de la pituitaire, et qui tendent à s'accumuler dans les anfractuosités des méats ; 2° modifier l'état pathologique de la muqueuse.

On peut, à la rigueur, atteindre ce double résultat, en poussant des injections dans les fosses nasales avec une seringue à hydrocèle ordinaire, munie d'un embout assez gros pour remplir complètement la narine et empêcher le reflux du liquide. Mais ce mode d'administration des injections est tout à fait défectueux, et pour obtenir tout l'effet désirable, il faut, de toute nécessité, recourir à l'*irrigation* ou *douche naso-pharyngienne*, administrée de telle façon que les fosses nasales soient traversées, dans toute leur étendue, par un courant de liquide abondant et continu.

La théorie de la douche naso-pharyngienne a été établie, dès 1847, par E.-H. Weber, et repose sur ce fait physiologique, que : lorsqu'une des fosses nasales est exactement remplie avec un liquide pénétrant par la narine sous une pression suffisante, tandis que le sujet en expérience respire par la bouche largement ouverte, le voile du palais se relève et ferme hermétiquement par en bas la cavité naso-pharyngienne, en sorte que le liquide ne pénètre en aucune façon dans la gorge, mais passe dans l'autre fosse nasale, et s'échappe à travers l'autre narine, après avoir été ainsi en contact avec la presque totalité des cavités nasales.

C'est sur cette donnée physiologique que le professeur Théodore Weber (de Halle) a fondé la technique de l'*irrigation* ou *douche naso-pharyngienne*, qui n'a pas tardé à être généralement adoptée, et qui est souvent désignée sous le nom de *douche de Weber*.

Quoique ce moyen de traitement des maladies des fosses nasales soit très fréquemment employé et prescrit par les médecins, il est malheureusement encore très mal connu, et par suite très souvent mal appliqué, d'où résultent parfois des accidents qui sont imputables, non au moyen thérapeutique, mais à la façon défectueuse dont il est mis en pratique. J'insiste donc de toutes mes forces auprès des débutants, pour qu'ils apprennent, dans ses moindres détails, la technique des irrigations naso-pharyngiennes, afin qu'ils puissent à leur tour l'enseigner à leurs malades. Je conseille aux médecins de s'assurer par eux-mêmes, et par une expérience répétée aussi souvent qu'il sera nécessaire, que le malade pratique l'irrigation suivant toutes les règles, sans rien omettre des diverses précautions indispensables. Grâce à cette conduite, on pourra obtenir de ce précieux moyen thérapeutique tout le succès qu'on est en droit d'en attendre, sans exposer les malades à des accidents plus ou moins fâcheux, dont on ne manquerait pas d'accuser le remède aussi bien que le médecin qui l'a prescrit.

On a employé, pour l'irrigation naso-pharyngienne, un grand nombre d'instruments plus ou moins compliqués. On pourrait utiliser, pour cet usage, l'irrigateur Éguisier, que nous avons conseillé pour les irrigations du conduit auditif. On devrait alors prendre un irrigateur de la contenance d'un litre, et adapter au tube de dégagement un embout nasal, analogue à celui que j'indiquerai tout à l'heure. Le principal inconvénient de l'irrigateur Éguisier, c'est qu'il expose à donner une pression trop forte, si par mégarde on ouvre trop largement le robinet du tube de dégagement; or, nous verrons que la pression de la colonne liquide doit être assez faible, sous peine de déterminer des accidents.

Si donc on se servait de l'irrigateur Éguisier, il faudrait recommander expressément au malade d'ouvrir le robinet juste assez pour que le liquide s'écoule sous une très faible pression. Cette recommandation est d'autant plus importante, que beaucoup de personnes s'imaginent que plus la pression de la colonne liquide est forte, et plus facilement se fera le passage d'une fosse nasale dans l'autre, erreur dangereuse, comme nous le verrons plus tard.

Les appareils qui conviennent le mieux pour l'irrigation naso-pharyngienne sont divers instruments en forme de siphon, ou de simples réservoirs munis d'un tube d'écoulement, et que l'on peut élever à volonté.

Les instruments du genre siphon (*siphon de Weber*, *irrigateur de Pearson*, *etc.*) se composent

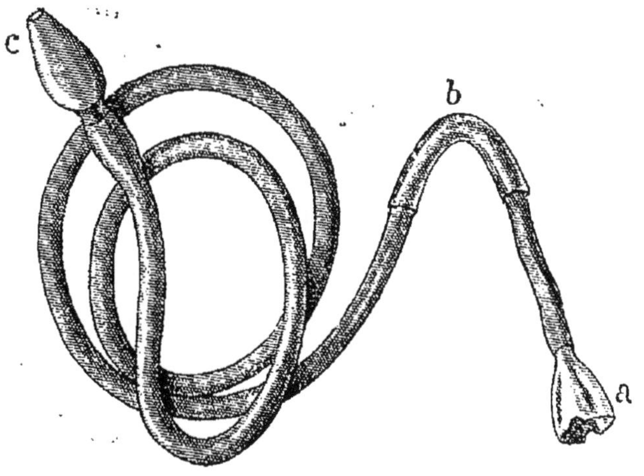

Fig. 32. — Siphon de Weber.

d'un tube de caoutchouc (fig. 32), long de 0m,75 à 1m,20, muni à une de ses extrémités d'une olive *c*, destinée à être introduite dans la narine qu'elle doit remplir exactement, et se terminant à l'autre extrémité par un ajutage métallique *a*, percé d'un trou, et que l'on plonge dans un vase quelconque renfermant le liquide à injecter. Grâce au poids de l'ajutage métallique, l'extrémité du tube plonge toujours jusqu'au fond du récipient.

Je citerai encore un autre appareil du même genre, composé, comme le précédent, d'un long tube de caoutchouc se terminant, à l'une de ses extrémités, par un embout nasal, et se fixant, par l'autre extrémité, à un tube court de caoutchouc durci, en forme de V (fig. 33, *a*), qui se place sur le bord d'un vase, et qui plonge jusqu'au fond de celui-ci; de la sorte, l'ajutage métallique devient inutile, le tube restant fixé par sa forme même.

Pour faire fonctionner ces divers siphons, il suffit de placer le récipient sur un plan un peu plus élevé que l'orifice de l'olive et d'amorcer le siphon en aspirant par l'olive, pour que le liquide s'écoule d'une façon continue et avec une force proportionnée à l'élévation du récipient. L'obligation d'amorcer le siphon constitue une complication et devient même désagréable, lorsque le récipient renferme un liquide médicamenteux. Dans l'irrigateur de Pearson (fig. 33), le siphon est amorcé avec un petit ballon *b*, placé sur le trajet du tube de caoutchouc, ce qui rend l'appareil plus compliqué, plus cher et plus susceptible de se détraquer.

De tous les appareils à irrigations nasales le plus simple et celui par conséquent que je conseille d'employer, consiste en un vase quelconque (voy.

plus loin, fig. 35), muni d'une tubulure inférieure, sur laquelle se fixe un long tube de caoutchouc, terminé par une olive nasale. On peut placer un robinet sur le tube, à peu de distance de l'olive

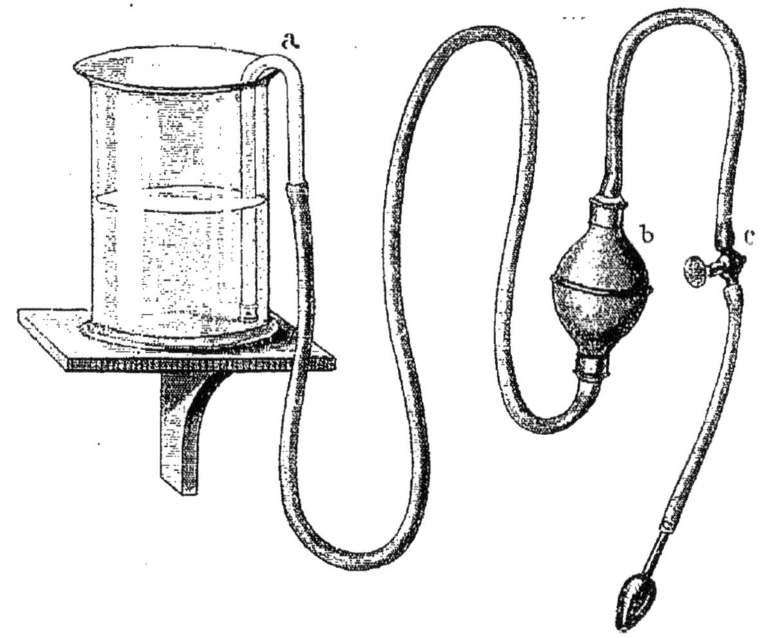

Fig. 33. — Irrigation de Pearson.

comme dans l'irrigateur de Pearson (fig. 33, *c*), mais on supplée aisément à l'absence d'un robinet, en pinçant le tube de caoutchouc entre les doigts pour arrêter l'écoulement du liquide ou en le comprimant avec une pince. Rien de plus facile que de créer de toutes pièces cet appareil, que l'on réalise, en particulier, d'une façon très convenable avec un entonnoir de grande dimension, en verre ou en métal, sur la portion terminale duquel on fixe un tube de caoutchouc quelconque.

On comprend que, dans ce genre d'appareil, il suffit d'élever le récipient, en le plaçant sur un meuble, ou en l'accrochant à un clou, pour obtenir un écoulement continu de liquide, et dont la pression sera proportionnée à l'élévation du récipient. (Voy. plus loin, fig. 35).

Quel que soit l'appareil que l'on ait adopté, il faudra avoir soin que l'embout nasal remplisse bien exactement la narine, afin que le liquide ne reflue pas de ce côté. Je conseille d'employer un embout analogue à celui que j'ait fait adapter à la poire de Politzer et qui, on se le rappelle, présente une face plane répondant à la cloison et une face convexe se moulant sur le vestibule. J'indiquerai plus loin une disposition spéciale de l'embout, imaginée par le Dr Moure (de Bordeaux) dans un but particulier et qui mériterait d'être adoptée dans la pratique.

Nous devons maintenant dire quelques mots de la *quantité*, de la *température*, de la *nature* du liquide de l'irrigation.

La *quantité* de liquide variera suivant le but que l'on se propose, suivant la nature de l'affection. Quand il s'agit de simples lavages, en vue de débarrasser les fosses nasales de sécrétions plus ou moins épaisses, mais encore liquides, un litre suffit généralement à entraîner les mucosités, le muco-pus, qui recouvrent la surface de la pituitaire. Mais lorsqu'il existe des produits de sécrétion demi-solides ou même solides (croûtes, amas caséeux, etc.), plus ou moins adhérents aux parois des cavités nasales, il devient souvent nécessaire d'employer une quantité de liquide plus considérable. Cependant on peut, dans ces circonstances, faciliter l'action de l'irrigation et, par conséquent, rendre inutile l'usage d'une très grande quantité de liquide, en ayant la précaution de faire avant l'irrigation des aspirations, des pulvérisations de liquide qui ramollissent, désagrègent les produits de sécrétion ; ceux-ci sont alors entraînés plus aisément sous l'influence d'une irrigation ordinaire d'un à deux litres.

Lorsque la douche nasale est destinée à exercer une action modificatrice sur l'état pathologique de la muqueuse, en raison de la composition chimique du liquide, il importe de prolonger autant que possible le contact avec la muqueuse, et par conséquent d'user d'une assez grande quantité de liquide. Mais là encore, il est rare que l'on emploie plus d'un ou deux litres à chaque irrigation.

D'ailleurs, on pourra se laisser guider par les circonstances et, par exemple, chez les sujets qui supportent très facilement les irrigations naso-pharyngiennes, on pourra avec avantage employer une quantité de liquide supérieure à celle que l'on prescrirait dans des conditions opposées.

D'une manière générale, quel que soit le but poursuivi, on ne devra guère employer moins d'un litre de liquide pour chaque douche nasale.

La *température* du liquide a donné lieu à des contestations parmi les auteurs : les uns conseillant une température élevée, supérieure à celle du sang, les autres une température beaucoup plus faible.

On s'accorde assez généralement, cependant, pour proscrire les injections froides, qui provoquent toujours une sensation pénible et déterminent parfois même de véritables céphalalgies. On devra donc recommander expressément de ne jamais se servir de liquide froid, et d'employer tout au moins un liquide tiède, à 25 ou 30 degrés. J'estime même que l'on peut avec avantage se servir de liquide beaucoup plus chaud, dont la température dépasse même plus ou moins 37°, pourvu que le contact de ce liquide ne soit pas douloureux ; et j'ai coutume de prescrire aux malades de faire les irrigations avec un liquide aussi chaud qu'ils peuvent le supporter, sans en éprouver une sensation désagréable.

Enfin la *nature* ou la *composition* du liquide

varie suivant que la douche nasale est destinée à pratiquer un simple lavage ou qu'elle doit exercer une action curative. Dans le premier cas, il semble que l'eau ordinaire doive être suffisante. Mais il importe de savoir que le contact de l'eau simple avec la pituitaire est très désagréable, souvent accompagné d'une sensation de brûlure, et détermine constamment un gonflement de l'épithélium, qui persiste plus ou moins longtemps. Il faudra donc bien se garder, même pour de simples lavages, de prescrire des irrigations d'eau simple ; mais on devra employer une solution de chlorure de sodium (sel marin), de bicarbonate de soude, de chlorate de potasse, à la dose de deux cuillerées à café de sel pour un litre d'eau. Ces solutions, et surtout la solution de sel marin qu'il est facile de préparer n'importe où, ont l'avantage d'être à peu près indifférentes pour la muqueuse et de provoquer une moindre imbibition des cellules épithéliales.

Enfin, lorsque l'on veut obtenir une action désinfectante ou modificatrice de la muqueuse, on prescrira des solutions médicamenteuses appropriées à la nature de la maladie et que je n'ai pas à indiquer ici.

Je veux seulement insister sur ce fait que la muqueuse pituitaire est très sensible et qu'il faut toujours s'abstenir de doses élevées dans les médicaments que l'on emploie pour les irrigations nasales.

Je mettrai surtout en garde les jeunes praticiens contre l'usage de solutions astringentes ou caustiques trop concentrées, non seulement à cause des douleurs et de l'irritation qu'elles provoquent, mais surtout en raison de ce qu'elles déterminent fréquemment l'abolition de l'odorat, ce dont les malades se plaignent avec raison en accusant le remède et le médecin.

En outre, si ces solutions concentrées venaient à pénétrer dans les oreilles moyennes, comme nous verrons que cela peut arriver par accident, elles détermineraient des otites purulentes d'une intensité et d'une gravité extrêmes.

Enfin, on sera d'autant plus réservé dans les doses de substances médicamenteuses employées dans les irrigations nasales, que nous verrons bientôt qu'il existe d'autres procédés pour agir sur la muqueuse pituitaire et qui ne présentent pas les mêmes inconvénients.

Relativement au *degré de pression* à employer, nous avons déjà dit, à propos de l'irrigateur Eguisier, qu'il fallait ouvrir à peine le robinet, une fois l'appareil rempli du liquide à la température convenable, afin que le jet soit aussi faible que possible ; mais on pourra graduer bien plus rigoureusement la force du jet liquide avec le siphon ou le simple réservoir, en élevant plus ou moins le récipient; d'une manière générale, on ne doit guère dépasser une pression de 50 centimètres; on pourra même commencer par élever le réservoir de 25 à 30 centimètres et n'augmenter cette hauteur qu'en cas de nécessité.

A présent que nous sommes fixés sur la *quantité*, la *température*, la *composition*, le *degré de pression* du liquide, il nous reste encore, avant de décrire la technique complète de la douche nasale, à indiquer un point extrêmement important : je veux parler de la *direction* à donner au jet de liquide. La plupart des malades, et, il faut bien l'avouer, beaucoup de médecins, introduisent l'extrémité du tube ou l'olive nasale directement de bas en haut, d'où il résulte que le jet liquide (surtout s'il est un peu violent) vient frapper la base du crâne, la lame criblée de l'ethmoïde, les sinus frontaux, et détermine des douleurs de tête quelquefois très vives.

Il faut bien se pénétrer de ce principe que, dans la douche nasale, le liquide doit suivre le plancher des fosses nasales pour atteindre la face supérieure du voile du palais. L'embout nasal qui amène le liquide doit donc occuper dans les narines et conserver pendant toute la durée de l'opération une direction absolument horizontale.

Comme il est souvent difficile d'obtenir des malades cette condition indispensable d'une bonne douche nasale, le Dr Moure (de Bordeaux) a eu l'heureuse idée de faire construire une canule courbée à angle droit (fig. 34) ; de la sorte il suffit de recommander au malade de tenir le manche de la canule en bas, vers le menton, en l'éloignant de 4 à

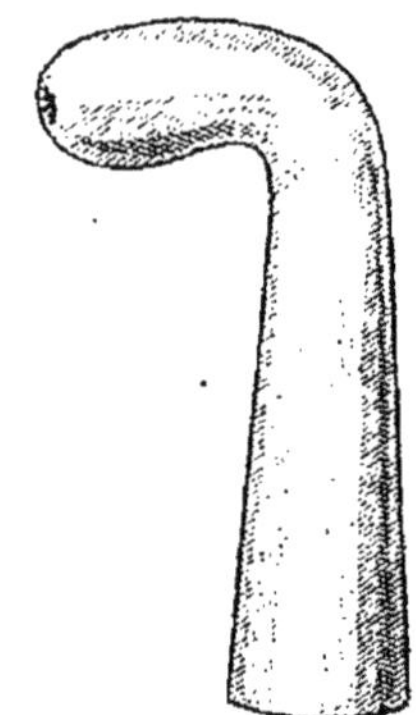

Fig. 34. — Canule de Moure.

5 centimètres de ce dernier, pour que l'introduction de l'extrémité de cette canule se fasse horizontalement et que le jet de liquide se dirige naturellement vers la cavité naso-pharyngienne. Toutes les fois que la chose sera possible, on se servira avec avantage de cette canule coudée à angle droit, avec laquelle on aura la certitude que la douche sera donnée dans une bonne direction. Mais, avec un embout nasal ordinaire, on devra insister

avec grand soin, en fournissant soi-même la démonstration, sur la direction à donner à l'embout nasal.

Il ne me reste plus maintenant que quelques

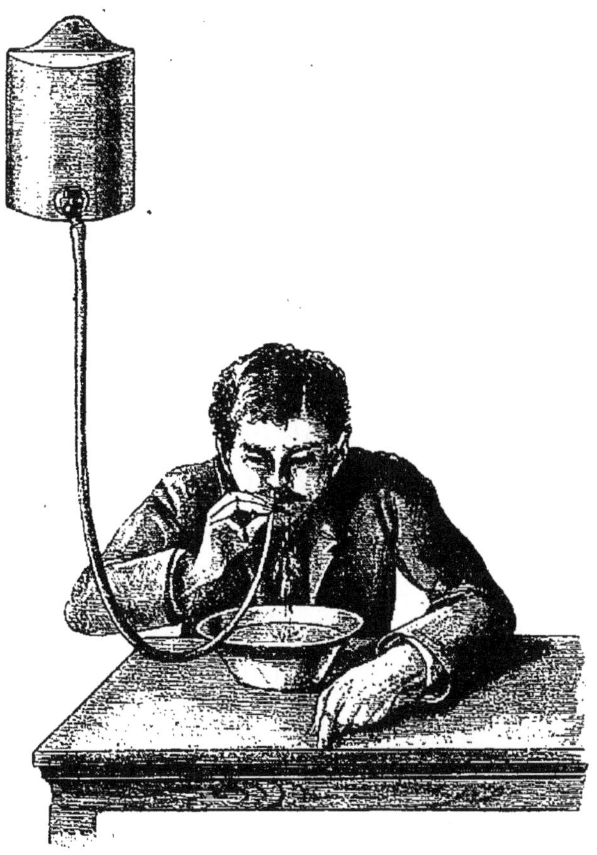

Fig. 35. — Irrigation naso-pharyngienne.

mots à dire pour compléter la technique de la douche naso-pharyngienne (fig. 35). Tout étant disposé comme nous l'avons prescrit, l'irrigateur Eguisier monté avec sa clef, ou le récipient (*siphon* ou *simple réservoir*) placé à une hauteur convenable, le malade assis ou debout, mais préférablement assis devant une table, sur laquelle est disposée une large cuvette, introduit l'embout terminal dans la narine. Pour faciliter cette introduction, il peut d'abord le glisser de bas en haut, mais lorsqu'il aura pénétré d'environ 1 centimètre, il devra relever graduellement la main, jusqu'à ce que l'embout soit bien horizontalement placé, puis le maintenir dans cette situation pendant toute la durée de la douche.

L'embout étant convenablement placé, le malade incline légèrement la tête au-dessus de la cuvette, et ouvrant largement la bouche, il respire avec force, en évitant avec soin de respirer par les narines. On peut, pour mieux obtenir l'élévation du voile du palais, l'engager à prononcer la lettre A. On devra encore lui recommander expressément de ne pas fermer la bouche, de ne pas chercher à parler, enfin de résister au besoin d'avaler qui se montre assez souvent si quelques gouttes du liquide tombent dans la gorge, ou même sans que cet accident survienne. Nous verrons plus tard l'importance de ces recommandations.

Les choses étant ainsi disposées, et ces recommandations faites, on ouvre le robinet. Pour l'irrigateur Éguisier, nous avons vu qu'il faut l'ouvrir très peu. Avec les appareils à siphon ou à réservoir, on peut ouvrir le robinet complètement, puisque la pression du liquide a été réglée d'avance par l'élévation du récipient. Il va sans dire que s'il s'agit d'un siphon, on aura eu le soin de l'amorcer d'avance, comme nous l'avons dit.

Au bout de quelques secondes, le liquide qui a pénétré dans l'une des fosses nasales commence à sortir goutte à goutte par la narine du côté opposé, s'écoule le long de la lèvre supérieure et tombe dans la cuvette.

On peut, surtout lorsque les malades ont la grande habitude de la douche naso-pharyngienne, administrer celle-ci d'un seul coup, et faire passer ainsi un litre, un litre et demi, deux litres de liquide. Cependant chez les débutants, ou chez certaines personnes nerveuses, et afin d'éviter la fatigue du voile du palais, qui pourrait se relâcher et laisser passer le liquide dans la gorge, il est préférable de s'interrompre, et de donner la douche en deux ou trois fois.

Pendant toute la durée de l'irrigation, le malade devra tenir le robinet entre ses doigts, afin de pouvoir le fermer sur-le-champ et d'interrompre instantanément l'arrivée du liquide, s'il survenait quelque incident (chute du liquide dans la gorge, besoin d'avaler, etc.).

Lorsque la douche nasale est administrée comme je viens de le dire et qu'il n'existe aucune condition anormale du côté des cavités nasales, on peut affirmer qu'elle ne déterminera pas d'accidents et qu'elle marchera à souhait. Malheureusement, il est loin d'en être toujours ainsi, et soit que l'on ait négligé certaines règles, ce qui est le cas le plus ordinaire, soit qu'il existe dans les fosses nasales quelque disposition anormale, l'irrigation se fait mal, incomplètement, ou même détermine de véritables accidents, dont quelques-uns peuvent acquérir une grande gravité.

Il n'est pas rare de voir le liquide *refluer* par la narine dans laquelle on a placé l'embout; d'où il résulte que le liquide ne pénétrant pas ou ne pénétrant qu'en petite quantité dans la cavité naso-pharyngienne, ne s'écoule pas par l'autre fosse nasale, en sorte que l'irrigation est fort incomplète.

Ce reflux du liquide peut être dû à plusieurs causes : à la mauvaise direction de l'embout, à son introduction insuffisante ; mais plus souvent on doit accuser les dimensions trop petites de l'embout ou l'existence dans la narine d'un obstacle qui arrête le liquide, l'empêche de pénétrer dans la profondeur de la fosse nasale, et l'oblige à revenir sur ses pas et à refluer par la même narine.

Il est facile de corriger la mauvaise direction et l'introduction insuffisante de l'embout. De même si l'on constate que l'embout ne remplit pas complètement la narine et permet au liquide de refluer, il sera facile d'y remédier.

D'une manière générale, on devra toujours choisir un embout plutôt trop gros, et dans l'impossibilité où l'on serait de s'en procurer un assez volumineux, il sera toujours possible d'augmenter les dimensions de celui qu'on a à sa disposition en l'entourant de fil ou de toute autre substance.

Un accident sans gravité, mais qui fait très souvent manquer l'irrigation, consiste dans la *chute du liquide dans la gorge*, par suite de l'abaissement du voile du palais, qui cesse de fermer la cavité naso-pharyngienne.

Cette chute du liquide dans la gorge survient si le malade parle, déglutit, respire par la narine, ou ferme la bouche. On devra donc, comme nous l'avons déjà dit, lui recommander expressément, avant de commencer l'irrigation, de s'abstenir de ces divers mouvements.

Mais alors même que ces recommandations sont suivies avec la plus scrupuleuse exactitude, on peut voir le liquide tomber dans la gorge, par suite de l'abaissement du voile du palais. Dans ces conditions, l'accident en question ne peut être dû qu'à une pression trop forte du liquide, qui parvient à triompher de la résistance du voile du palais. Or, cette pression exagérée se produit : tantôt lorsque la masse du liquide arrive avec une trop grande abondance et une trop grande vitesse; tantôt lorsque la voie d'écoulement par l'autre narine est insuffisante, d'où augmentation de la pression en arrière par la *vis a tergo*.

Nous avons longuement insisté sur l'importance d'une pression très modérée, et nous avons approximativement déterminé quel devait être le degré de cette pression, dans des conditions normales, pour que la résistance du voile du palais ne soit pas vaincue par une poussée trop forte du liquide.

Quant à l'accroissement accidentel de la pression dû à un obstacle du côté de la voie d'écoulement (étroitesse congénitale ou pathologique de l'une des fosses nasales, tumeur, corps étranger), c'est là une éventualité contre laquelle le chirurgien devra toujours se prémunir par un examen préalable des fosses nasales, examen qui aura nécessairement précédé la prescription de la douche nasale ; et il se mettra en garde contre l'accident dont nous parlons, et même, ainsi que nous allons le voir, contre d'autres accidents plus graves, en prescrivant aux malades chez lesquels il aura reconnu que l'une des fosses nasales est plus étroite, plus obstruée que l'autre, d'introduire le liquide par la fosse nasale la plus étroite, afin que la voie d'écoulement soit plus facile.

Je me borne à signaler l'*issue du liquide par les points lacrymaux*, phénomène très rarement observé et dû à la mauvaise direction du jet du liquide et à une pression exagérée reconnaissant les mêmes causes que précédemment.

Je n'insisterai pas non plus sur les *douleurs*, la *céphalalgie frontale*, dont se plaignent un grand nombre de malades, et qui sont causées soit par la mauvaise direction du jet liquide qui pénètre dans les sinus frontaux ou vient frapper la base du crâne, soit encore par la température trop basse du liquide.

Je m'arrêterai un peu plus sur un accident de la douche naso-pharyngienne qui peut entraîner des conséquences tellement sérieuses que quelques chirurgiens, dans la crainte de le voir survenir, ont voulu proscrire entièrement l'usage de ce précieux moyen de traitement des maladies des fosses nasales. L'accident en question consiste dans la *pénétration du liquide de l'irrigation dans les oreilles moyennes* par la voie des trompes d'Eustache, d'où résulte ordinairement une otite plus ou moins aiguë, quelquefois bilatérale, avec toutes les conséquences possibles de cette otite. Cet accident, dont on a exagéré la fréquence, mais dont on ne peut contester les suites graves, peut être presque sûrement évité lorsque la douche est donnée suivant les règles.

La pénétration du liquide dans les caisses se produit, en effet, lorsque la pression du liquide est trop forte, et surtout lorsque, avec cet excès de pression, le malade parle, crie ou exécute un mouvement de déglutition.

On sait, en effet, que dans ces diverses circonstances, les orifices des trompes s'élargissent, ce qui facilite le passage du liquide, surtout s'il est soumis à une trop forte pression. J'ai déjà suffisamment insisté sur l'excès de pression dû soit à l'arrivée d'une masse de liquide trop abondante et trop rapide, soit à un obstacle à l'écoulement siégeant dans la fosse nasale du côté opposé (rétrécissement de la fosse nasale, tumeur, corps étranger). De même j'ai recommandé expressément de prescrire au malade de s'abstenir de fermer la bouche, de parler, d'avaler pendant la douche.

Donc, pour éviter l'entrée du liquide dans les oreilles moyennes, on devra n'user que d'une pression légère, s'assurer que la voie d'écoulement est large, et en cas d'étroitesse de l'une des fosses nasales, faire diriger le jet liquide de ce côté. Enfin on ne devra pas omettre les recommandations relatives à la fermeture de la bouche, à l'action de parler, d'avaler, pendant le cours de l'irrigation nasale.

L'irrigation une fois terminée, quelques malades, pour se débarrasser du liquide qui peut rester dans les cavités nasales, se mouchent avec force. C'est une très mauvaise pratique, qu'il faut proscrire avec soin, car elle peut avoir pour conséquence de faire pénétrer dans les trompes et jusque dans les tympans une certaine quantité de liquide remplissant le pavillon de la trompe. Au lieu de se moucher, les malades devront souffler par le nez ou exécuter de brusques mouvements expiratoires, mais avec les narines ouvertes.

Enfin, une précaution qu'il ne faut pas négliger, c'est de recommander aux malades de ne pas s'exposer à l'air extérieur, surtout pendant la saison froide, immédiatement après l'irrigation. Ils devront garder la chambre pendant au moins une heure après la douche. L'omission de cette précaution a souvent pour conséquence le développement d'une inflammation plus ou moins intense de la muqueuse pituitaire.

2° *Humage. — Aspiration. — Gargarisme rétro-nasal. — Bain nasal.*

Ces divers moyens de traitement, bien inférieurs à la douche naso-pharyngienne, pourront rendre service, dans les cas où la douche ne serait pas applicable pour une raison quelconque.

L'*aspiration* ou le *humage* consiste à aspirer, à renifler le liquide contenu dans un vase ou mieux dans le creux de la main et à le rejeter quand il est arrivé dans la bouche. On comprend que ce moyen est tout à fait insuffisant pour baigner toutes les parties des fosses nasales.

Le *gargarisme nasal* ou *rétro-nasal*, préconisé par le Dr Guinier, se pratique de la façon suivante : le malade, prenant une gorgée de liquide dans la bouche, renverse la tête en arrière afin de porter le liquide dans la gorge comme pour se gargariser ; fermant alors la bouche, il penche brusquement la tête en avant, et avec un peu d'habitude, il arrive assez aisément à faire passer le liquide dans la cavité naso-pharyngienne et les fosses nasales, par un mouvement de relâchement du voile du palais analogue à celui que font les fumeurs de cigarettes pour faire passer la fumée de la bouche dans le nez.

Le *bain nasal* consiste à renverser fortement la tête du malade en arrière, jusqu'à ce que l'ouverture des narines représente le point le plus élevé des cavités naso-pharyngiennes, puis après avoir recommandé au malade de respirer exclusivement par la bouche largement ouverte ou bien de prononcer la lettre A, on verse du liquide dans l'une des narines jusqu'à ce que ce liquide apparaisse et s'écoule par l'autre narine. De la sorte les deux fosses nasales et la cavité naso-pharyngienne (par suite de l'élévation du voile du palais) sont complètement baignées par le liquide. Après avoir conservé celui-ci le plus longtemps possible, le malade baisse la tête et, soufflant par les narines laissées ouvertes (sans se moucher), expulse le liquide contenu dans les fosses nasales. Ce bain nasal peut être répété plusieurs fois de suite.

Ces divers moyens, quoique bien inférieurs à la douche et incapables de laver aussi complètement les fosses nasales, peuvent être un adjuvant très utile de la grande douche, dans les cas, en particulier, où il existe des croûtes épaisses, adhérentes et plus ou moins sèches. Les aspirations simples, le gargarisme rétro-nasal, le bain nasal, en ramollissant et détachant ces croûtes, permettent à la douche d'agir plus vite et plus efficacement pour déterminer le nettoyage complet des cavités nasales.

En outre, on pourra, avec les moyens précédents et surtout avec le bain nasal, employer des substances médicamenteuses un peu plus actives que dans la grande douche naso-pharyngienne, et exercer par conséquent une action thérapeutique plus énergique.

3° *Pulvérisations.*

Les pulvérisations de liquides simples ou médicamenteux opèrent de la même manière que les moyens précédents, mais avec une intensité plus grande encore, le liquide réduit en poussière très fine pénétrant dans les parties les plus reculées des cavités nasales et exerçant par suite une action curative plus énergique. On peut dire que les douches naso-pharyngiennes et les pulvérisations de liquides médicamenteux constituent les deux moyens de traitement les plus parfaits que nous possédions, dans la plupart des maladies des fosses nasales.

On se servira, pour ces pulvérisations, d'instruments analogues aux pulvérisateurs de Richardson, mais avec un tube beaucoup plus long, que l'on peut introduire assez profondément dans l'intérieur des fosses nasales (fig. 36). En variant la direction du tube, on arrive ainsi à projeter le liquide pulvérisé sur les diverses régions constituantes des fosses nasales.

Dans le but d'agir plus directement sur l'arrière-cavité des fosses nasales, on a construit des pulvérisateurs munis d'un tube recourbé, que l'on introduit derrière le voile du palais, dirigeant ainsi la pulvérisation d'arrière en avant. Mais ce mode de pulvérisation est d'un emploi plus difficile, et convient seulement à certains cas particuliers.

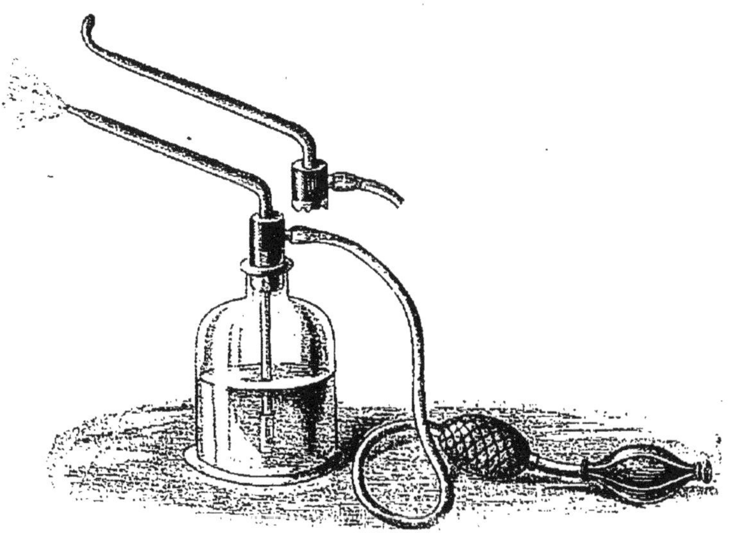

Fig. 36. — Pulvérisateur pour les fosses nasales avec tube droit et recourbé.

La pulvérisation sera le plus souvent associée à la douche nasale. Elle précédera celle-ci lorsqu'on aura pour but de ramollir, de détacher des produits de sécrétion épais, adhérents, que la douche entraîne ensuite plus facilement. Au contraire, lorsqu'on aura surtout pour but d'exercer une action thérapeutique plus ou moins énergique avec la pulvérisation, on devra commencer par pratiquer le lavage à l'aide d'une grande douche, puis employer la pulvérisation sur la muqueuse, ainsi débarrassée de toute sécrétion anormale.

4° *Fumigations.*

Je ne dirai que quelques mots de ce moyen thérapeutique, qui a déjà été décrit à l'occasion des moyens de traitement applicables aux maladies de l'oreille moyenne.

Le même appareil pourra être utilisé, et je renvoie le lecteur à la description qui en a été donnée précédemment (page 96, fig. 24).

5° *Insufflations de poudres.*

L'emploi des poudres médicamenteuses dans le traitement des fosses nasales est, à mon avis, beaucoup plus utile que dans la thérapeutique des maladies des oreilles. On devra toujours avoir soin de faire précéder l'insufflation de poudres d'un lavage des fosses nasales.

Quant à la technique de l'insufflation, rien n'est plus simple, soit que l'on se serve d'un tube quelconque rempli de la poudre que l'on projette dans les cavités nasales en soufflant avec force; soit que l'on emploie un des nombreux insufflateurs imaginés pour la gorge, le larynx, etc., et qui sont à peu près construits sur le même modèle, la poudre étant projetée par la compression d'un petit ballon de caoutchouc. Les insufflations peuvent se faire d'avant en arrière, ou d'arrière en avant, lorsque l'on veut agir plus spécialement sur les arrière-cavités des fosses nasales. Dans ce dernier cas, le tube de l'insufflateur est recourbé, de manière à pouvoir être introduit derrière le voile du palais. Dans l'instrument représenté figure 37 et qui présente un tube recourbé, la poudre est placée dans un petit réservoir B, que l'on ferme à l'aide du manchon mobile A, et projetée par la compression du ballon C.

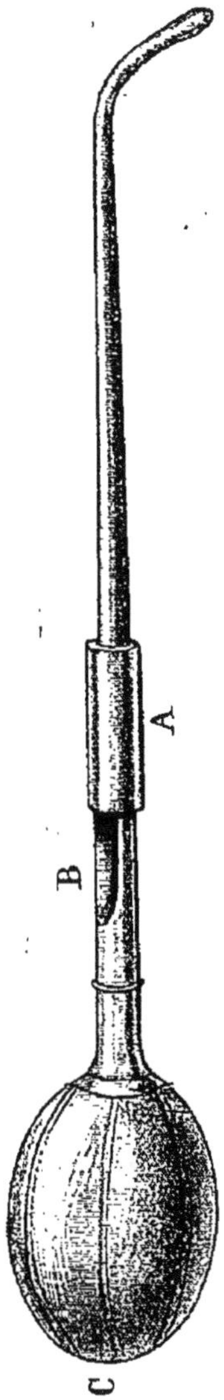

Fig. 37. — Insufflateur de poudres.

6° *Attouchements directs. — Badigeonnages. Cautérisations.*

Il est souvent utile, dans le traitement des maladies des fosses nasales, de porter directement sur un point de ces cavités un agent thérapeutique plus ou moins énergique, de manière à localiser ses effets. Nous avons déjà insisté, à propos des oreilles, sur ces attouchements directs, faits avec des pinceaux ordinaires, ou mieux avec des tampons de coton, solidement fixés à l'extrémité d'une pince ou d'un stylet spécial, désigné sous le nom de *porte-coton*.

Je renvoie le lecteur à tout ce que j'ai dit sur la forme de ce stylet porte-coton, sur la manière de faire le tampon d'ouate (page 93, fig. 23).

J'ajouterai seulement que, pour les arrière-cavités des fosses nasales, il faudra se servir de porte-coton recourbés, que l'on introduira derrière le voile du palais. Si l'on veut agir sur un point très circonscrit, il sera nécessaire de guider le porte-coton à l'aide du miroir rhinoscopique.

De même pour les attouchements pratiqués d'avant en arrière dans les fosses nasales, on devra éclairer les parties avec le speculum nasi et le miroir, de manière à bien diriger le pinceau ou le tampon d'ouate sur la région malade.

Avant de recourir à ces attouchements directs, à ces badigeonnages, il faudra toujours avoir soin de mettre à découvert les parties malades, soit à l'aide d'irrigations préalables, soit plus simplement en abstergeant ces parties avec des tampons d'ouate hydrophile.

Cela fait, on portera sur les points malades, ainsi que je viens de le dire, un pinceau ou un tampon d'ouate fixé sur le porte-coton et qui aura été préalablement trempé dans le liquide médicamenteux. On peut quelquefois se servir de la même façon de substances pulvérulentes, le tampon d'ouate, simplement humecté, ayant été imprégné de la poudre médicamenteuse.

Dans un certain nombre d'affections, il est utile d'employer des caustiques plus ou moins énergiques; et, dans ce cas, on pourra procéder comme je viens de le dire en trempant le pinceau ou le porte-coton dans une solution caustique plus ou moins concentrée (nitrate d'argent, chlorure de zinc, chromate de potasse, etc.).

Je préfère même généralement cette manière de faire à celle qui consiste à pratiquer les cautérisations avec les caustiques solides, dont l'emploi exige certains instruments spéciaux.

Enfin, pour certains cas particuliers, pour l'ablation de certaines tumeurs des fosses nasales, on emploie souvent aujourd'hui la *galvano-caustique*. Mais ce serait sortir du cadre que je me suis tracé que de décrire ici les applications du galvano-cautère à la thérapeutique de quelques affections des fosses nasales.

7° *Anesthésie de la muqueuse nasale.*

A diverses reprises, j'ai parlé de la possibilité d'atténuer ou même de faire disparaître à peu près complètement la sensibilité de la muqueuse pituitaire par l'emploi topique de la cocaïne. On devra faire usage d'une solution de chlorhydrate de cocaïne à 10 ou même 20 p. 100, que l'on portera sur la muqueuse à l'aide d'un pinceau ou plus simplement d'un tampon d'ouate hydrophile. Quelques auteurs conseillent de préférence une pommade à la cocaïne, dans les proportions de 10 pour 100. Il importe de renouveler plusieurs fois de suite et pendant cinq ou dix minutes les applications de cocaïne, si l'on veut obtenir une anesthésie complète et durable. Celle-ci peut en effet se prolonger pendant un quart d'heure.

On a également proposé, pour remplacer la cocaïne, la solution alcoolique de menthol a la dose de 30 à 50 p. 100 (Rosenberg), ou la solution aqueuse d'antipyrine à 10 p. 100. Mais ces substances ont une action moins sûre et moins persistante que la cocaïne.

Indépendamment de l'anesthésie qu'elle produit, la cocaïne exerce un effet très marqué sur les vaisseaux de la pituitaire et détermine une anémie des plus prononcées, qui se traduit par la décoloration et surtout le dégonflement de la muqueuse. Cet effet, quoique passsager, peut rendre de grands services dans la pratique, soit pour l'exploration, soit pour l'exécution de certaines opérations.

On devra être prévenu de cette action spéciale de la cocaïne, car on pourrait être très surpris, dans le cas où l'on voudrait agir par une cautérisation ou toute autre opération sur un point de la muqueuse hypertrophiée, de trouver, après l'application de la cocaïne, le gonflement de la muqueuse considérablement diminué.

TABLE DES MATIÈRES

3917-89. — Corbeil. Imprimerie Crété.

www.ingramcontent.com/pod-product-compliance
Ingram Content Group UK Ltd.
Pitfield, Milton Keynes, MK11 3LW, UK
UKHW020955230726
13923UKWH00007B/399

9 782019 251222